BIBLIOTHÈQUE DES FEMMES

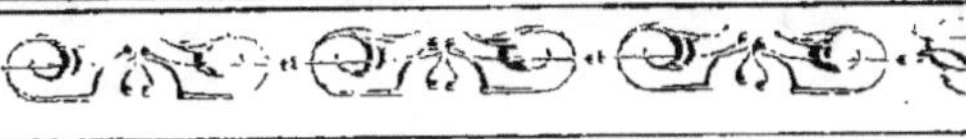

HYGIÈNE DE LA CHEVELURE

ET

AFFECTIONS DU CUIR CHEVELU

PAR

A. IZARD

DOCTEUR EN MÉDECINE DE LA FACULTÉ DE PARIS

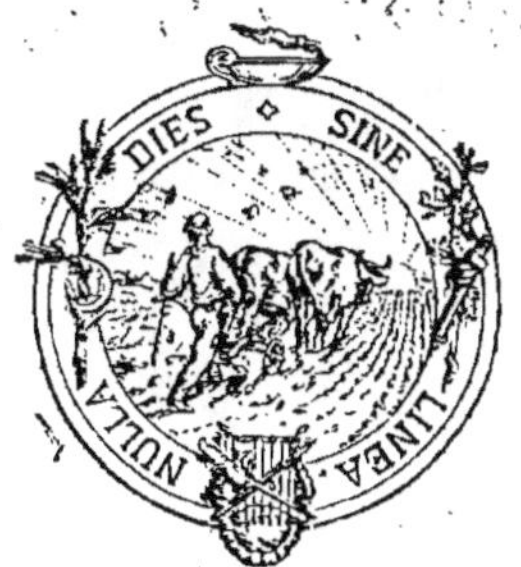

PARIS

AUX BUREAUX DU JOURNAL *LA REVUE DE LA MODE*

13 ET 15, QUAI VOLTAIRE, 13 ET 15

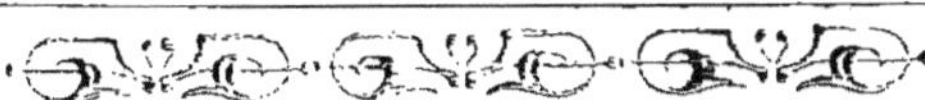

1887

HYGIÈNE DE LA CHEVELURE

ET

AFFECTIONS DU CUIR CHEVELU

PARIS. — IMP. DE LA SOCIÉTÉ DE PUBLICATIONS PÉRIODIQUES
P. MOUILLOT. — 13, QUAI VOLTAIRE. — 32127

BIBLIOTHÈQUE DES FEMMES

HYGIÈNE DE LA CHEVELURE

ET

AFFECTIONS DU CUIR CHEVELU

PAR

A. IZARD

DOCTEUR EN MÉDECINE DE LA FACULTÉ DE PARIS

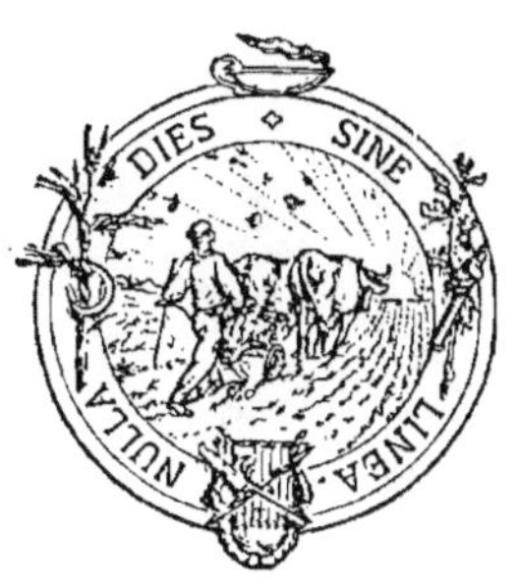

PARIS

AUX BUREAUX DU JOURNAL *LA REVUE DE LA MODE*

13 ET 15, QUAI VOLTAIRE, 13 ET 15

—

1887

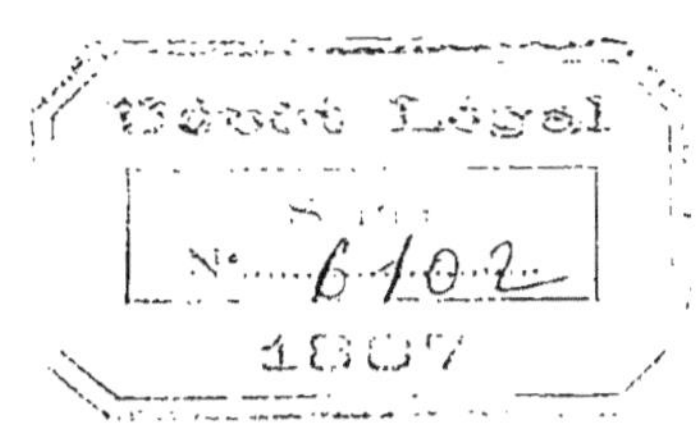

CHAPITRE PREMIER

DES CHEVEUX ET DE LA COIFFURE
EN GÉNÉRAL

La chevelure a été de tout temps considérée comme l'un des plus beaux ornements de la femme. Aussi, à quelque époque de l'histoire que nous remontions, nous trouvons les femmes toujours occupées à donner à leurs cheveux un soin tout particulier. Les déesses elles-mêmes ne s'en privaient pas. C'est ainsi du moins que nous les montrent les poètes, les sculpteurs et les peintres de l'antiquité. Vénus faisait sa toilette assise au milieu des Grâces, s'occupant elle-même de sa chevelure. Elle était même, à cet égard, l'objet d'un culte tout spécial : nous verrons, en effet, plus loin, les dames romaines frappées d'une épidémie qui détruisait leurs cheveux adresser leurs vœux à cette déesse pour la supplier d'arrêter le fléau. Ariane errait

sur les rivages de Naxos laissant flotter au gré
des vents, sur ses épaules nues, son abondante
et blonde chevelure. C'est dans le même état
qu'on voit Diane poursuivant les bêtes fauves
au milieu des montagnes et des bois. Junon
embaumait l'Olympe des parfums divins
qu'exhalait sa brillante chevelure.

Au moyen âge, la légende nous montre
encore les fées et les princesses qu'elles pre-
naient sous leur protection couvertes de magni-
fiques cheveux d'où ruisselaient les diamants et
les rubis.

Si des sommets de l'Olympe et des rêveries
du moyen âge nous descendons dans la vie
réelle, nous trouvons partout le même culte de
la chevelure. Déjà, parmi les Hébreux, nous
voyons la fameuse Judith, se disposant à immo-
ler Holopherne, relever sa splendide chevelure
avec une épingle d'or. Les femmes, dès cette
époque, savaient donc se coiffer avec élégance.
La Grèce, le berceau de la civilisation, nous a
transmis le nom de plusieurs femmes célèbres
avec tous les détails de leur toilette : telles sont
Aspasie, Phryné, Théodote, Pétala, dont le luxe
des vêtements ne le cédait en rien à l'élégance
de la coiffure. Aspasie portait ses cheveux
bouclés, rejetés en arrière dans toute leur lon-

gueur et dépassant les plis réguliers d'un léger voile qui servait à les protéger. Bérénice, dont la chevelure est devenue célèbre, bouclait ses cheveux en spirales multiples retenues autour de la tête et jusque sur le cou par un simple bandeau de pourpre. A cela s'ajoutaient force parfums et aromates.

A Rome, sous l'empire, où le luxe atteignit des proportions inconnues de nos jours, les matrones, dont l'unique souci était de plaire, passaient la moitié de leur existence à ajuster leurs cheveux et leur parure. Les lois elles-mêmes intervinrent pour imposer aux coiffeurs et aux coiffeuses un long apprentissage, afin de leur faire acquérir une expérience et un goùt consommés. A son réveil, une dame romaine faisait enlever délicatement la couche légère de pâte parfumée qui protégeait son visage pendant la nuit, et livrait ensuite sa tête au coiffeur. Celui-ci, après avoir peigné, brossé et frisé les cheveux, les séparait en deux parties sur le devant de la tête avec des aiguilles d'or : cette division de la chevelure distinguait les dames mariées des jeunes filles. Ce premier travail accompli, l'artiste capillaire procédait à l'ajustement de la coiffure. Il se servait pour cela d'épingles d'or, d'argent ou d'ivoire de toutes formes et de toutes dimensions, selon l'office qu'elles étaient destinées à remplir. Tantôt il roulait les cheveux avec des bandelettes d'or et de pourpre qu'il enfermait dans un léger réseau de perles fines, tantôt il en formait de longues tresses qu'il repliait en forme de couronne fixée par des flèches d'or autour d'un diadème en pierres précieuses. Bientôt, le luxe aidant, les élégantes patriciennes voulurent se distinguer par une coiffure spéciale. C'est alors qu'on vit paraître les *coiffures amoureuses,* qui consistaient à donner à la chevelure la forme d'une tourterelle ou d'un cœur enflammé ; les *coiffures* en *lyre,* représentant cet instrument de musique ; les *coiffures guerrières,* imitant le casque ou le bouclier ; les *coiffures* en *palmier,* en *saule pleureur,* en *tour crénelée,* etc. ; de telle sorte, dit l'auteur des *Modes et Parures,* que, pour coiffer une de ces têtes, il fallait la dépouille de vingt autres. Mais la coiffure la plus compliquée était sans contredit la *coiffure olympienne,* composée d'une infinité de tresses, depuis la grosseur du doigt jusqu'à la ténuité d'une aiguille, et d'une multitude de boucles de toutes dimensions. La tête entière était couverte de paillettes d'argent et d'or, de perles fines, de bandelettes et de rubans ; un diadème de pierreries mobiles, à facettes ciselées, complétait cette coiffure, tellement éblouissante au soleil, que les yeux pouvaient à peine en soutenir l'éclat.

Outre cette quantité prodigieuse de joyaux que les femmes portaient à leurs coiffures, elles employaient encore comme accessoires les fleurs naturelles et artificielles ; mais celles-ci avaient toujours un sens allégorique. C'est ainsi qu'un chèvrefeuille placé dans les cheveux d'une jeune fille signifiait : *Je veux me marier*; qu'une tulipe dans ceux d'une femme mariée voulait dire : *J'aime mon époux*.

Les femmes des empereurs romains, à l'exception d'un très petit nombre, se distinguèrent par l'élégance et la variété de leurs coiffures. On cite, entre autres, la femme de Marc-Aurèle, qui, dans l'espace de dix-neuf ans, parut en public avec trois cents coiffures différentes. Et, comme on le pense bien, toutes ces coiffures n'étaient point fabriquées avec les cheveux naturels de la femme qui les portait. A cette époque, aussi bien que de nos jours, la manie de s'affubler des cheveux d'autrui s'était emparée du beau sexe ; et, comme les dames romaines étaient à peu près toutes brunes, elles donnèrent leur préférence aux perruques blondes et rousses. C'est l'Allemagne qui leur fournissait les plus belles coiffures. Lorsque c'était aux esclaves qu'était confié le soin de monter l'échafaudage de faux cheveux sur la tête d'une belle patricienne, Tibulle nous apprend qu'il n'en fallait pas moins de trois : l'une pour les boucler, l'autre pour les parfumer et la troisième pour les ajuster. Si malheureusement une seule boucle était mal fixée par une épingle, la matrone s'en vengeait sur l'esclave, auteur du crime, en lui enfonçant une épingle d'or dans la main, ou bien en la faisant rouer de coups après lui avoir arraché les cheveux.

Dans la Gaule, Grégoire de Tours nous dit que les reines et les princesses de son temps portaient les cheveux nattés et retombant sur les épaules, à la mode des anciennes Gauloises, auxquelles Grégoire de Nazianze reprochait leurs nattes trop nombreuses et trop parfumées. Quant aux femmes de France, elles avaient comme leurs maris de longues chevelures ; mais l'unique cosmétique dont elles faisaient usage était le suint, matière huileuse attachée à la laine des moutons, dont l'odeur seule donnerait des nausées aux Parisiennes d'aujourd'hui. Les rois Francs, qui portaient tous la chevelure longue, faisaient usage de la même pommade.

Ce ne fut que vers le commencement du viiie siècle que s'introduisit en France la mode des cheveux bouclés et frisés, mais le clergé, scandalisé de cette innovation, se mit à fulminer et à lancer ses foudres. Le pape publia une bulle où il s'exprimait en ces termes : « Prenant un soin paternel de punir, autant qu'il est à propos, ceux qui portent des cheveux frisés ou bouclés par artifice, pour faire tomber dans le piège les personnes qui les voient, nous leur enjoignons de vivre plus modestement, en sorte qu'on ne remarque plus en eux aucun reste de malice du diable. Si quelqu'un pèche contre ce canon, qu'il soit excommunié. » Les abbés, en exécution de cet arrêt pontifical, expulsèrent de l'Église les contrevenants, et l'archidiacre de Paris était autorisé à tondre lui-même et par force ceux qui n'auraient pas le courage de se faire tondre de bonne grâce. Saint Anselme réunit un congrès de prélats pour statuer sur la longueur des cheveux qu'on pourrait accorder aux laïques, sans révolter la nature.

Après une longue délibération, la docte assemblée formula une ordonnance ainsi conçue : « Les cheveux des laïques seront coupés de manière à laisser voir la moitié de l'oreille ;

ceux qui cacheront entièrement l'oreille seront excommuniés. »

Malgré toutes ces rigueurs ecclésiastiques, on n'en continua pas moins de porter de longs cheveux jusqu'au règne de Louis IX. Mais, lorsque ce prince eut donné des preuves de son zèle religieux, la question fut agitée de nouveau ; le pape lança de nouvelles foudres et cette fois, par ordre du roi, tout le royaume fut tondu.

Les femmes inventèrent alors l'*escoffion*, qui varia de mille manières jusqu'au xve siècle. Depuis cette époque jusqu'à la Révolution, on voit toute une série de coiffures excentriques et ridicules, dont la première est la *coiffure* en *cœur*. Celle-ci prit en peu de temps des proportions tellement gigantesques, qu'il était impossible à une élégante de passer par une porte ordinaire sans se tourner de côté. De même, il était impossible aux femmes à la mode de faire entrer leur tête dans une voiture, et pour se rendre à un bal ou à une soirée il fallait tenir la tête en dehors du véhicule. Cette monstrueuse coiffure était formée de deux larges ailes assez semblables aux ailes d'un moulin à vent ; la charpente, les ressorts et les attaches étaient en fil de fer. Les prédicateurs de l'époque

eurent beau crier contre cette excentricité, la
mode n'en suivit pas moins son cours, et lorsqu'elle disparut, ce fut pour faire place à une
coiffure plus ridicule encore et qui représen-
tait un immense pain de sucre au sommet
duquel on attachait un long voile retombant sur
les épaules. Les prêtres attaquèrent encore
cette coiffure avec non moins de violence que
les précédentes. Ils s'écriaient en chaire que
son premier inconvénient était de nuire à la
dignité des maris, qui, à côté de leurs femmes,
n'étaient plus que de petits buissons perdus
dans une forêt de cèdres. La hauteur en était
telle, en effet, que chaque femme paraissait
une tour ambulante, et qu'on aurait pu facilement de la hauteur du premier étage 'décoif-
fer avec la main les promeneuses qui passaient
dans la rue. La petite bourgeoisie voulut imi-
ter la femme du grand monde; mais alors on
établit la règle que le voile des bourgeoises
descendrait jusqu'à la ceinture, que la femme
d'un gentilhomme le porterait jusqu'aux talons
et que les princesses le traîneraient jusqu'à
terre. Comme conséquence inévitable de cette
mode, il fallait élever la hauteur des portes
pour laisser passer les élégantes. Les papes, les
évêques, les abbés, avaient beau lancer leurs

sarcasmes et leurs excommunications, les coiffures ne faisaient que grandir de mieux en mieux. Il fallut attendre que la mode passât d'elle-même, ce qui eut lieu dès le commencement du règne de François Ier; à partir de ce moment, les coiffures sont plus modestes en hauteur et en diamètre; mais elles s'étalent avec tant d'élégance, de luxe et de prétention, que les prêtres, les écrivains et les philosophes s'unissent en chœur pour crier au scandale contre la façon dissolue dont les femmes disposaient leur chevelure. Toutes ces clameurs restèrent impuissantes jusqu'à l'apparition de la coiffure en *raquette* adoptée par les dames de la cour de Catherine de Médicis.

Marguerite de Valois portait les cheveux frisés sur les tempes, le toupet relevé et surmonté d'un bonnet de velours noir ou de satin, enrichi de pierreries ou de perles fines, avec un magnifique bouquet de plumes au sommet. Gabrielle d'Estrées portait la coiffure en cœur, mais plus modeste dans ses formes et ses dimensions que celle dont nous avons déjà parlé; elle avait en outre les cheveux crépés et relevés. Marie de Médicis se coiffait à peu près de la même façon.

Une coiffure historique et qui fit fureur en

son temps, est la coiffure à la Fontanges. Ce fut un accident qui lui donna naissance. La Cour chassait dans la forêt de Fontainebleau et la reine de la fête était la duchesse de Fontanges, belle comme un ange, mais sotte comme un panier, dit l'abbé de Choisy. Un coup de vent subit ayant éparpillé sur ses épaules la splendide chevelure de la duchesse, celle-ci, à défaut de coiffure, releva ses cheveux épais et les fixa avec une élégance toute particulière par un nœud de ruban dont les duex bouts lui retombaient sur le front. Le lendemain, toutes les dames de la cour étaient coiffées à la Fontanges.

Cette mode simple et élégante convenait parfaitement aux jolies femmes, mais elle ne conserva pas longtemps son caractère primitif. On commença par l'exagération et l'on tomba presque aussitôt dans le ridicule, au point que, pour construire une telle coiffure, il fallait d'abord une charpente en fil de fer de deux à trois pieds de hauteur. Sur cette carcasse à plusieurs étages, on empilait une multitude de colifichets composés de rubans, dentelles, fleurs, aigrettes, rouleaux d'étoffe ou de cheveux, etc., décorés chacun d'un nom plus ou moins bizarre : tels étaient le *duc*, la *duchesse*, le *solitaire*, le *capu-*

cin, l'*asperge*, le *chou*, le *chat*, la *souris*, le *premier*, le *deuxième*, le *troisième* et jusqu'au *dixième ciel*. Cette mode, par cela même qu'elle était absurde, fit fureur tant que vécut l'héroïne qui en fut l'auteur inconscient. Mais à sa mort la fontanges disparut aussi rapidement qu'elle était venue. On raconte, à ce sujet, qu'un jour Louis XIV, recevant la visite de deux belles Anglaises, fut frappé de la simplicité de leur coiffure. Il dit alors, à table, aux personnes qui se trouvaient à ses côtés : « Si les Françaises étaient raisonnables, elles renonceraient à leur coiffure ridicule pour adopter la coiffure anglaise. » Ce désir du grand roi fut un arrêt, et dans la soirée même toutes les dames, dépouillant leur gigantesque fontanges, parurent au cercle royal avec la coiffure plate des Anglaises.

Cependant les hommes, cette fois, n'étaient pas restés étrangers à l'invasion des faux cheveux. Toutes les têtes étaient affublées de ces monstrueuses perruques dont Louis XIV donnait lui-même l'exemple. C'est que le roi avait une raison toute particulière pour les affectionner : il lui fallait à tout prix cacher une forte loupe qui ne faisait pas le plus bel ornement de sa tête royale. Aussi, quand on connaît la coquetterie ou plutôt la fatuité que Sa Majesté avait pour sa personne, on n'est pas surpris d'apprendre que le grand roi n'aurait jamais quitté sa perruque, même devant un seul de ses laquais. Ce que Louis XIV faisait en quelque sorte par nécessité, les courtisans et les bourgeois le firent par imitation, de sorte que pendant la durée de ce règne on ne pouvait plus être honnête homme sans porter une immense perruque. Les magistrats, les professeurs, les médecins, les abbés, tout le monde avait sa perruque. Les portraits de l'époque nous en donnent de frappants exemples. La seule modification qu'on fit subir à cette mode consista à séparer la partie pendante sur le dos en deux portions enroulées chacune dans un ruban noir : c'est ce qu'on appelait coiffure à la *brigadière*, à la *conseillère*.

Pour les femmes, Mme de Maintenon avait inauguré un nouveau genre, c'était d'envelopper la tête dans un amas d'étoffes sombres et noires, cachant entièrement la chevelure, au point que les jeunes et jolies femmes n'osaient plus montrer même le cou.

Seule, la belle Ninon de Lenclos protestait contre cette mode en portant sa splendide chevelure bouclée en longs anneaux tombant sur ses épaules et formant au-dessus du front une couronne floconneuse qu'adoptèrent Mlle de la Vallière et toutes les contemporaines.

Ce ne fut que quelques années plus tard qu'apparut la manie de déguiser la couleur de ses cheveux sous une couche de poudre d'amidon. Cette innovation fit des progrès extrêmement rapides, parce qu'elle dispensait les vieillards de teindre leurs cheveux, et qu'elle donnait aux jeunes gens, prétendait-on, de la douceur dans la physionomie, de l'expression et de l'éclat dans le regard. Tout le monde était content, c'est pourquoi cette mode dura plus de cinquante ans ; mais les femmes y ajoutèrent les ressorts et les charpentes à plusieurs étages du siècle précédent ; de sorte que, d'après un journal de l'époque, les belles dames, ne pouvant plus s'asseoir dans leurs carrosses en raison de la hauteur de leur coiffure, étaient obligées de s'y tenir à genoux. Une Anglaise qui visitait Paris à cette époque s'exprime ainsi au sujet des femmes : « Leurs cheveux ressemblent à de la laine blanche, et, avec leur visage couleur de feu, elles n'ont pas même figure humaine : on les prendrait pour des moutons écorchés. »

L'usage de poudrer les cheveux persista longtemps encore, mais la hauteur des coiffures diminua peu à peu et l'on en vint à porter les bonnets à la paysanne, coiffure modeste qui fut immédiatement adoptée par toutes les mères de famille. Cette mode persista pendant toute la durée du règne de Louis XV, avec de nombreuses modifications que lui firent subir les favorites du roi, modifications aussitôt imitées par les dames de la cour et les bourgeoises. Néanmoins le bonnet résista à tous les changements et il s'est perpétué jusqu'à nos jours.

En 1774, à propos d'un mot de Beaumarchais, on vit surgir tout à coup la coiffure à la *qués acho*, et bientôt après le *pouf au sentiment*.

La première fut inaugurée par Marie-Antoinette qui, s'étant fait expliquer la signification du mot provençal, le répétait souvent dans son intimité. La modeste Mlle Bertin s'en servit pour désigner une espèce de panache composé de trois plumes que les élégantes portaient derrière la tête. La mode se répandit rapidement et bientôt toute la France l'adopta.

Le *pouf* était une coiffure composée d'un nombre infini de colifichets : on l'appelait *au sentiment*, parce qu'on faisait entrer dans sa composition tout ce que la personne aimait le plus

Toutes les femmes avaient leur pouf : c'était le *pouf à la reine*, le *pouf à la Junon*, etc. On se faisait coiffer en *parc anglais*, en *parterre galant*, en *chien couchant*, en *moulin à vent*, en *rat*, en *navet*, en *chou*, en *laitue*, en *asperge*, à la *grenade*, à la *cerise*, à la *fanfare*, en *gondole*, au *vol d'amour*, aux *sentiments repliés*, etc., etc.

Cette mode fut détrônée l'année suivante par une nouvelle qui, partie de la cour de France, fit en peu de temps le tour de toute l'Europe. La reine, ayant trouvé sur sa toilette une belle plume de paon, eut l'idée de la placer dans ses cheveux : l'effet lui parut bon. Aussitôt elle en mit une seconde, puis une troisième, qu'elle entoura de quelques plumes d'autruche. Le roi entra tout à coup et déclara qu'il n'avait jamais vu de plus belle coiffure. Il n'en fallut pas davantage. Cette mode se répandit immédiatement et régna jusqu'en 1778, où parut pour la première fois le *hérisson*.

Qu'on se figure le petit animal de ce nom couché sur le haut d'une tête de femme au milieu d'un fouillis de cheveux frisés de la manière la plus confuse, la plus en désordre, et on aura une idée assez exacte de ce genre de coiffure. Le tout était soutenu par un large ruban rose ou bleu qui faisait deux ou trois fois le

tour de la tête. Bientôt arrivèrent les modifications et les amplifications inévitables, c'est-à-
dire les plus ridicules. On se coiffa d'abord en
demi-hérisson, puis on ajouta des dentelles, des
fleurs, des guirlandes, des rubans, des perles,
des glands, des panaches, si bien que le visage
disparaissait à peu près complètement sous cet
amas de colifichets. Tout cet attirail constituait
une coiffure qui n'avait pas moins de deux
pieds de hauteur et autant de largeur. On avait
décoré tout cela de noms plus ou moins bizarres : c'étaient des coiffures en *papillon,* en *oreilles
d'épagneul,* en *poule mouillée,* en *marronnier
d'Inde,* en *guéridon,* en *commode,* en *cabriolet,*
en *chien fou,* en *chasseur dans un taillis,* etc.
Enfin, on en arriva à représenter sur la tête des
élégantes des montagnes, des collines, des
prairies émaillées de fleurs, des torrents écu-
meux, des jardins, des parcs. Pour organiser
une telle coiffure, l'artiste capillaire était obligé
de monter sur un échafaudage, sa taille ne lui
suffisant pas, quelque grand qu'il pût être. Au
théâtre, lorsque les dames se trouvaient aux premiers rangs, il était absolument impossible aux
spectateurs placés derrière elles de rien voir de
ce qui se passait sur la scène. Aussi le direc-
teur de l'Opéra se vit-il forcé d'intervenir par

un règlement aux termes duquel les femmes à haute coiffure ne seraient plus admises à l'amphithéâtre. Voilà où en était la mode lorsque Marie-Antoinette, ayant perdu ses cheveux par suite de couches, se contenta de porter un chignon plat. Ce fut le signal d'une nouvelle mode. Aussitôt les femmes firent le sacrifice de leur chevelure et adoptèrent la *coiffure à l'enfant*. Celle-ci eut néanmoins de nombreuses variétés, telles que la coiffure aux *plaisirs des dames*, à l'*urgence*, à la *paresseuse*, au *bandeau d'amour*, à la *carmélite*, au *lever de la reine*, à la *prêtresse de Vénus*. C'était toujours la reine qui donnait le signal des nouvelles modes. S'étant éprise tout à coup d'un violent amour de la vie des champs, on vit apparaître aussitôt la coiffure à la *laitière*, à la *paysanne de cour*. Mais toutes ces innovations n'étaient pas de longue durée ; il fallait toujours du nouveau, et l'esprit des coiffeurs aussi bien que celui des femmes était constamment à la torture pour inventer de nouvelles formes dont la bizarrerie ou l'extravagance ne faisait qu'enchérir sur toutes les précédentes. On peut en juger par la lecture des deux annonces suivantes qu'on trouve dans les journaux de modes de l'époque : « Aujourd'hui on offre aux dames un chapeau à *l'amiral*. On verra chez Mlle Fredin, modiste, à l'*Écharpe d'or*, rue de la Ferronnerie, un chapeau sur lequel est représenté un vaisseau avec tous ses agrès et apparaux ayant ses canons en batterie. » — « On trouve chez Mlle Quentin, rue de Cléry, des chapeaux poufs en trophée militaire; les étendards et les timbales posés sur le devant sont d'un effet très agréable. »

Comme on voit, après les innombrables variétés de coiffure que nous avons énumérées, la mode s'était portée sur les chapeaux, et ici surtout l'excentricité dominait plus que jamais. A peine voyait-on surgir une forme nouvelle qu'elle était remplacée par une autre toujours et de plus en plus ridicule. On vit passer successivement en très peu de temps les toques à la *Suzanne*, les chapeaux à la *Basile*, le bonnet à l'*Iphigénie*, à la *béarnaise*, à la *turque*, à l'*espagnole*, à la *Philadelphie*, et enfin le bonnet *anonyme*. On était à bout d'appellations.

La Révolution grondait à Paris, le canon tonnait à la Bastille, et la République s'installait à la place de la royauté. En un jour le souffle révolutionnaire dissipa toutes les coiffures péniblement recherchées. Un simple bonnet et une cocarde tricolore, telle est la coiffure dont les plus belles femmes se contentèrent. Mais il fallut bientôt compter avec les caprices de la mode et l'inconstance du sexe. Ce fut le Directoire qui vit naître les nouvelles parures, et, comme si l'on eût voulu se rattraper du temps perdu, on lança de véritables avalanches de bonnets, de chapeaux et de perruques. On vit paraître et disparaître successivement le bonnet à la *paysanne*, à la *Despaze*, le bonnet *pierrot*, le bonnet à la *folle*, la coiffure à la *minette*, le bonnet à la *Délie*, le bonnet à la *frivole*, à l'*Esclavonie*, à la *Nelson*, etc., puis le chapeau à la *primerose*, le chapeau *turban*, à l'*anglaise*, à la *glaneuse*, le chapeau *spencer*, le *castor*, à la *Lisbeth*, à *damier*.....; nous n'en finirions pas si nous voulions énumérer toutes les formes. Après les chapeaux revinrent les perruques, plus ridicules encore que du temps de Louis XIV. C'étaient les perruques à *tire-bourres*, à *crochet sur l'œil*, à l'*anglaise*, à l'*espagnole*, à *filasse d'enfant*, à la *turque*, les perruques *grecques*, les perruques *romaines*, les perruques à la *Vénus*, à la *Titus*, à la *Caracalla*, à l'*Aspasie*, etc. Soudain on se souvient que la Terreur a proscrit les perruques blondes ; aussitôt quelques femmes éventées, comme disait Payan à la tribune, s'empressent d'acheter les cheveux des jeunes blondins guillotinés et de porter sur leur tête une chevelure si chère. Cette nouvelle mode alla jusqu'à la démence. On cite Mlle Lepelletier de Saint-Fargeau qui reçut douze perruques blondes dans sa corbeille de mariage; Mme Tallien en possédait trente à 25 louis chacune, autant que Mlle Lange et Mme Raguet, deux célébrités du Directoire.

Avec l'Empire finit le règne des perruques, de la poudre et des longues chevelures. Bonaparte donna lui-même l'exemple en faisant couper ses cheveux ras, ce qui le fit surnommer le *Petit Tondu*. Les vieux grognards ne l'imitèrent qu'avec beaucoup de peine et ce ne fut pas sans de grandes difficultés qu'on parvint à leur faire renoncer à leurs longs cheveux souvent fort incultes. Sous la Restauration, les émigrés reparurent avec leurs perruques à ailes de pigeon et leur queue enfarinée ; mais ils eurent beau faire, le coup mortel était porté à ce genre de coiffure. Leur tentative resta sans résultat, ou plutôt retomba sur la tête des laquais et des cochers de bonne maison. Les caprices de la mode se portèrent dès lors sur la forme des chapeaux et non point sur la disposition des cheveux. Quant aux femmes, elles adoptèrent comme coiffure typique le turban qui, sous la Restauration, fut remplacé par la *toque russe*. Celle-ci fut détrônée à son tour par le chapeau *bibi*, qui coiffait à ravir les beaux petits minois. Mais les femmes vieilles et laides lui déclarèrent une guerre acharnée et finirent par lui substituer le *chapeau cuba*, le plus affreux que nous ayons vu jusqu'ici.

Aujourd'hui mes lectrices connaissent les modes mieux que moi, je n'ai rien à leur apprendre à ce sujet. Je terminerai seulement cet aperçu historique par quelques réflexions qui me paraissent en être la déduction toute naturelle.

D'abord une personne bien née et bien élevée ne doit pas prendre la mode pour unique règle de sa conduite; il faut que le bon sens et la raison l'emportent toujours sur les excentricités de la mode.

Un grand nombre de femmes tombent dans une erreur grossière lorsqu'elles se figurent être plus belles ou plus remarquées en suivant toutes les exigences de la mode.

La mode a des caprices, des bizarreries, des ridicules qui ne conviennent pas à tout le monde. Il faut surtout avoir égard à l'âge et à la physionomie. Telle coiffure qui fait ressortir la fraîcheur et la beauté d'une jeune fille devient ridicule et risible sur la tête d'une personne âgée. Telle autre qui encadre admirablement les proportions d'une large figure engloutirait les traits charmants et délicats d'un petit visage, et réciproquement. La tête d'une jolie femme est un tableau admirablement peint par la nature et il ne faut pas que l'art ou la mode viennent en ternir l'éclat par un encadrement disproportionné.

Au point de vue de l'hygiène, l'histoire de la coiffure n'est pas sans intérêt. On ne voit guère en effet, à quelque époque que l'on se place, les inventeurs de toutes ces coiffures plus ou moins bizarres, plus ou moins ridicules, se préoccuper des effets que pouvaient produire sur la santé en général et sur les cheveux en particulier toutes ces montagnes de ressorts, de postiches, de plumes, de rubans et de poudre. Il devait en résulter de nombreuses affections du cuir chevelu et des calvities bien précoces, sans compter les névralgies, les congestions cérébrales et même les attaques d'apoplexie qui ont dû, plus d'une fois, résulter de la compression exercée par les immenses perruques du règne de Louis XIV.

CHAPITRE II

ANATOMIE ET PHYSIOLOGIE

DES CHEVEUX

Si l'on prend un cheveu tombé ou qu'on le détache du cuir chevelu par arrachement sans le casser, on voit qu'il est composé de deux parties parfaitement distinctes : l'une, formée par l'extrémité adhérente, volumineuse, renflée, plus ou moins ovoïde, en constitue le *bulbe* ou *racine ;* l'autre très allongée, ordinairement terminée en pointe, en forme la *tige* ou le *corps.*

Follicules pileux. — Les cheveux sont implantés, par leur racine, dans une dépression du derme, qui est leur véritable organe producteur, et qui porte le nom de *follicule pileux.*

Le follicule pileux est une cavité cylindroïde,

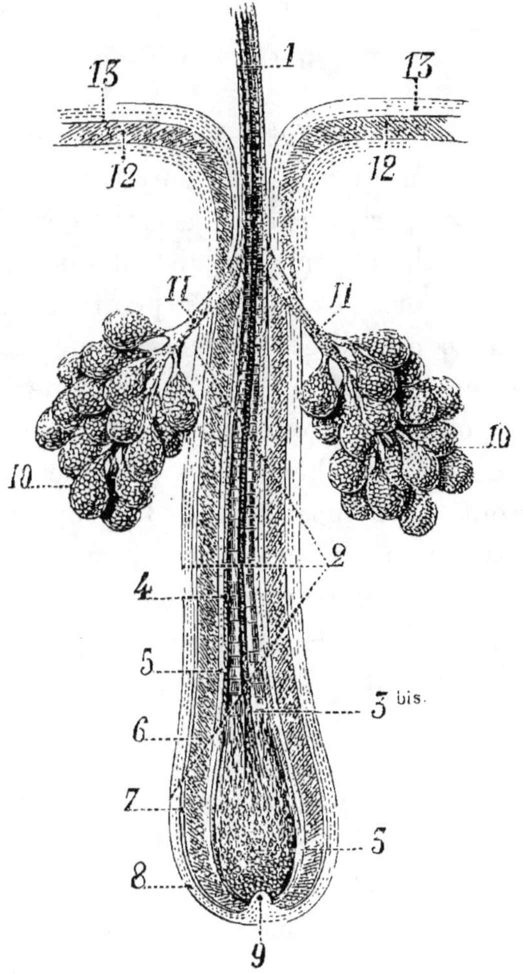

Fig. 1. — Poil et follicule pileux, grossis 200 fois environ.

1. Poil. — 2. Poil avec son follicule. — 3. Bulbe pileux.
3 *bis*. Moelle du poil. — 4. Epiderme du poil. — 5. Gaine
interne de la racine. — 6. Gaine externe de la racine. —
7. Membrane amorphe du follicule pileux. — 8. Couche de
fibres transversales et longitudinales du follicule pileux. —
9. Papille pileuse. — 10. Glandes sébacées. — 11. Conduits
excréteurs des glandes sébacées. — 12. Derme. — 13. Epiderme.

allongée en forme d'étui à aiguilles, fermée à l'extrémité inférieure, et s'ouvrant par son extrémité supérieure à la surface libre de la peau. Les follicules pileux existent sur toute la surface du corps, excepté à la plante des pieds et à la face palmaire des mains. Leur volume varie selon la grosseur des cheveux, des poils ou des poils follets qui se trouvent dans leur intérieur. Au cuir chevelu, les follicules pileux traversent toute l'épaisseur de la peau et font même saillie au niveau de sa face profonde en formant comme une espèce de brosse. Sur tout le reste du corps, ils ne pénètrent guère qu'à la moitié ou au tiers de l'épaisseur du derme.

Papille pileuse. — Au fond de chacun des ollicules se trouve une petite saillie en forme de cône, à base inférieure, quelquefois un peu étranglée, à laquelle on donne le nom de *papille pileuse :* c'est le véritable organe producteur du poil ou du cheveu. Tant que cet organe n'a pas été détruit par une cause quelconque, on peut compter que les cheveux tombés ou arrachés reparaîtront. L'extrémité supérieure du folli-cule, qui est son embouchure, s'ouvre ordinai-rement au niveau de la surface cutanée ; mais dans quelques cas elle dépasse un peu ce niveau et forme une légère saillie au point d'émergence des poils, de sorte que ces saillies pilifères multipliées communiquent à la peau une certaine rudesse qui produit à la main une sensation analogue à celle qu'on percevrait en la passant sur une brosse. Cette anomalie, qu'on désigne sous le nom de *chair de poule*, se rencontre assez souvent sur la face externe des bras et des avant-bras chez les femmes, ce qui fait leur désespoir.

Les parois du follicule se composent de deux tuniques fibreuses, l'une externe, l'autre interne, et d'une membrane amorphe. La tunique fibreuse externe détermine la forme extérieure du follicule ; elle est constituée par des fibres longitudinales, de nature conjonctive, qui se continuent en partie avec les fibres lamineuses du derme. Cette tunique renferme des vaisseaux capillaires et quelques filets nerveux.

La tunique fibreuse interne est beaucoup plus épaisse que la précédente ; elle est constituée par des fibres circulaires et fusiformes ; elle renferme également des vaisseaux capillaires, mais non d'éléments nerveux, selon Kolliker.

La troisième couche est une membrane hyaline amorphe, qui adhère intimement à la précédente et qui reste toujours dans le follicule quand on arrache le cheveu. Cette membrane va en diminuant d'épaisseur jusqu'au fond du follicule, où elle se confond avec le bulbe du cheveu au niveau de la papille.

L'implantation du follicule sur la peau est généralement oblique, ce qui permet de disposer les cheveux dans un sens déterminé à l'aide d'un peigne ou d'une brosse. Si on leur donne une direction autre que celle qui est indiquée par la disposition du follicule, ils conservent difficilement cette disposition et deviennent douloureux. Quand l'insertion du follicule est perpendiculaire, il en résulte ce qu'on appelle vulgairement un épi.

Gaines de la racine. — Situé au centre du follicule pileux, le poil est séparé de la membrane hyaline par les gaines de la racine, qui sont au nombre de deux, formées aux dépens des deux lames qui constituent l'épiderme de la peau.

La *gaine externe* ou *lame muqueuse* présente une épaisseur à peu près triple de celle de la gaine interne ou *cornée*. Elle présente la même constitution anatomique que la couche correspondante de la muqueuse de l'épiderme, et.

comme elle, elle renferme des cellules à gros noyau central, entouré de granulations pigmentaires, aussi visibles chez le blanc que chez le nègre. Arrivée au fond du follicule, la couche muqueuse s'amincit, puis se réfléchit et se confond avec la racine du poil, qui n'en est que la continuation.

La *gaine interne* ou *lame cornée* est une couche épithéliale transparente, très mince, qui adhère en dehors à la couche muqueuse et en dedans à la surface du poil. A l'ouverture du follicule, elle se continue avec la couche cornée de l'épiderme; à la partie inférieure, elle arrive jusque sur le bulbe du poil, avec lequel elle se confond.

Ainsi, lorsqu'on arrache un cheveu ou un poil sans le casser, la partie globuleuse qu'on observe ordinairement sur la racine est constituée par les deux couches que nous venons de décrire, qui sont enlevées tantôt en totalité, tantôt en partie seulement. Mais ces deux couches sont reformées en même temps que le cheveu par le follicule, tant que celui-ci n'a pas été détruit.

Glandes sébacées. — Pour terminer la description du follicule, il nous reste à faire connaître

les glandes sébacées qui en sont en quelque sorte
une annexe indispensable. Ces glandes sont
ordinairement au nombre de deux, situées à la

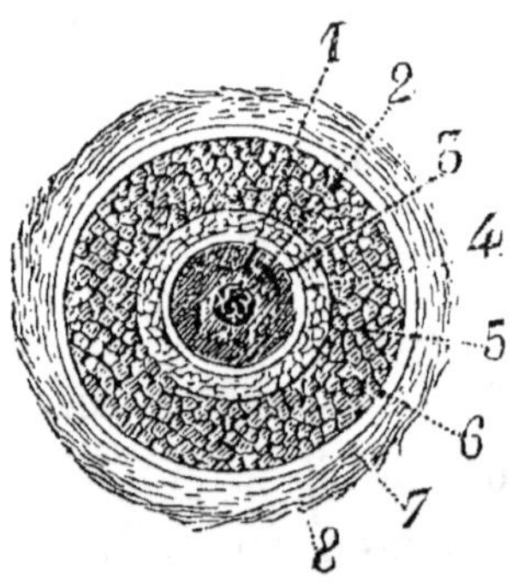

FIG. 2. — COUPE TRANSVERSALE D'UN CHEVEU ET DE SA RACINE.

1. Moelle du cheveu. — 2. Corps ou substance corticale
du cheveu. — 3. Epiderme du cheveu. — 4. Gaine
interne de la racine. — 5. Gaine externe de la racine. —
6. Membrane hyaloïde. — 7. Couche de fibres transversales.
— 8. Couche de fibres longitudinales.

partie supérieure du follicule et presque toujours symétriquement disposées de chaque
côté. Elles sont composées d'un plus ou moins
grand nombre d'utricules aboutissant tous dans
un canal excréteur commun, lequel vient s'ouvrir dans le follicule, au-dessus de la racine du
cheveu.

Les glandes sébacées ont pour fonction de
lubrifier les cheveux. Elles sécrètent un liquide
gras et huileux, espèce de pommade fournie

par la nature, qui s'étend sur toute la longueur du cheveu pour lui donner du lustre et de la souplesse. Lorsque cette sécrétion de matière sébacée s'exécute dans de bonnes conditions, les cheveux sont lisses et brillants ; si, au contraire, elle est insuffisante, ils sont ternes, secs et cassants ; enfin, dans les cas où elle est trop abondante, les cheveux sont gras, poisseux, et ont besoin d'être souvent nettoyés.

Les follicules pileux reçoivent des vaisseaux et des nerfs qui se distribuent dans les parois du follicule et dans la papille, mais qui ne pénètrent pas jusque dans la gaine des cheveux.

TEXTURE DES CHEVEUX ET DES POILS

Les cheveux et les poils se composent de trois parties parfaitement distinctes : d'une partie centrale ou *moelle ;* d'une partie moyenne, *substance corticale* ou *fibreuse,* et d'une partie périphérique ou *épiderme.*

Chacune de ces parties est sécrétée simultanément par la papille pileuse ; mais elles diffèrent l'une de l'autre selon qu'elles répondent au sommet de la papille, à sa partie moyenne ou à sa base. Le sommet de la papille forme la substance médullaire ; la partie moyenne forme la

substance fibreuse et la base en forme l'épiderme.

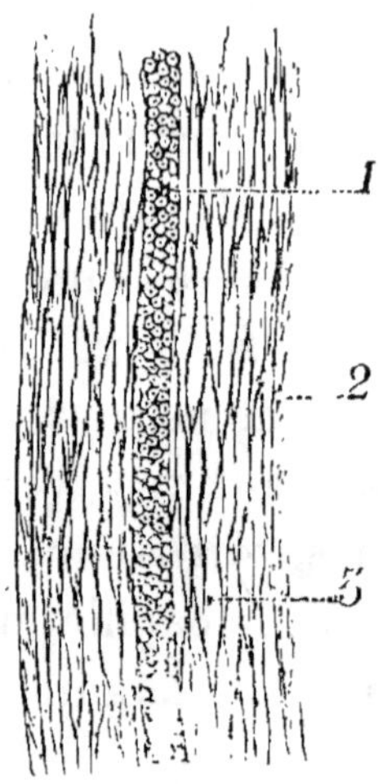

Fig. 3.

1 Moelle du cheveu. — 2. Epiderme. — 3. Substance
fibreuse ou corticale.

1° *Moelle*. — La moelle manque dans les poils
follets, mais elle existe toujours dans les cheveux et dans les poils courts et gros. Elle en
occupe le centre, commence un peu au-dessus
du bulbe et se prolonge jusqu'au voisinage de
la pointe. Elle forme environ le tiers du volume
du poil. Lorsqu'on veut l'isoler, on fait bouillir
les cheveux dans une solution de soude caustique; après l'ébullition, le cheveu se laisse
dilacérer facilement, et la moelle est mise à

découvert. On voit ainsi qu'elle est composée de cellules polygonales, remplies de granulations pigmentaires et formant deux ou trois colonnes juxtaposées. Lorsqu'on fait arriver sous le champ du microscope la lumière réfléchie, la moelle paraît blanche ; elle paraît noire, au contraire, si on l'examine à la lumière directe. Cette différence de couleur est due à la présence de petites bulles d'air qu'on peut chasser en faisant bouillir les cheveux dans l'eau ou dans l'éther ; mais la couleur normale reparaît lorsque les cheveux reprennent leur couleur habituelle.

2° *Épiderme.* — L'épiderme des cheveux et des poils est une pellicule extrêmement mince, transparente et incolore, qui les enveloppe dans toute leur étendue et qui adhère fortement à la substance corticale. Au niveau de la racine, l'épiderme des poils adhère également à la tunique interne du follicule. Il est formé par des cellules lamelleuses, espèces d'écailles imbriquées comme les tuiles d'un toit, et dont le bord libre est tourné du côté de l'extrémité du poil. A l'état normal, ces lamelles se révèlent à la surface du poil par des lignes transversales foncées, plus ou moins distantes les unes des autres. Sous l'influence des alcalis ou de l'acide sulfurique, elles se désagrègent, se renversent en dehors, s'écartent les unes des autres et donnent au cheveu un aspect feutré ou dentelé.

Il résulte de cette action des alcalis sur les cheveux qu'il est dangereux, au point de vue de la conservation de la chevelure, de se servir pour nettoyer la tête soit de l'ammoniaque ou de l'eau sédative, soit de ces solutions de potasse ou de soude qu'on vend dans le commerce sous la dénomination d'*eaux de quinine*.

3° *Substance fibreuse*. — La substance fibreuse ou corticale forme la partie la plus importante du cheveu : elle en constitue la charpente. C'est une espèce de corde au centre de laquelle se trouve la moelle, et dont la partie externe ou périphérique est entourée d'une membrane mince, comme d'une pelure d'oignon, qui en forme l'épiderme. C'est la substance corticale qui donne aux cheveux leur résistance, leur couleur et leur élasticité. Lorsqu'on traite les cheveux par l'acide sulfurique étendu d'eau, on peut diviser cette substance en un grand nombre de fibres allongées, fusiformes, contenant des granulations pigmentaires et de la matière colorante dissoute : ce sont ces dernières qui donnent aux cheveux leur couleur naturelle ; elles offrent toutes les colorations que peuvent présenter les cheveux, depuis le jaune clair jusqu'au noir, en passant par le rouge et le brun. D'après Kolliker, la matière colorante *dissoute*, presque nulle dans les cheveux blancs, est en petite quantité dans les cheveux blond clair ; elle est très abondante, au contraire, dans les cheveux châtains ou roux, ainsi que dans les cheveux noirs.

L'eau oxygénée exerce une influence remarquable sur la matière colorante des cheveux : selon son degré d'oxygénation, elle la détruit plus ou moins complètement.

Les fibres fusiformes, très allongées, qui constituent la substance corticale des cheveux, ne sont que des cellules dont la forme se modifie selon qu'elles s'éloignent plus ou moins de la racine. Ainsi, immédiatement au-dessus de la papille pileuse, les cellules sont sphériques, puis elles s'allongent, s'aplatissent et se rétrécissent progressivement jusqu'à former les fibres allongées qui forment la partie essentielle du cheveu.

Terminaison. — Les cheveux et les poils, lorsqu'ils n'ont pas été coupés par les ciseaux ou par un instrument tranchant, sont ordinairement terminés en pointe. Celle-ci est plus ou moins effilée, de forme conique, se fondant insensiblement avec la portion large qui constitue la tige. L'extrémité des cheveux coupés, vue au microscope, présente une surface de séparation nette, transversale ou oblique, d'où s'échappent ordinairement quelques fibres corticales ou des écailles épidermiques. Après trois ou quatre mois, la surface de séparation offre encore des bords nets ; puis, peu à peu, sous l'influence de la brosse et du peigne, le cheveu s'amincit de nouveau à cette extrémité libre, mais sans jamais atteindre la finesse de la pointe primitive.

La forme des pointes est très variable chez la même personne, ainsi que le représente la figure 4. Cependant il est très rare que tous les cheveux sur un même sujet se terminent en fourche ou en balai.

Composition chimique. — D'après les recherches de Vauquelin, les cheveux sont composés d'oxyde de fer, de quelques traces de manganèse, de sulfate de chaux, de phosphate et de carbonate de chaux. Ils contiennent en outre une certaine quantité de graisse qui provient de la sécrétion des glandes sébacées. Les acides et les alcalis concentrés dissolvent les cheveux, le chlore et l'eau oxygénée les décolorent ; les sels d'argent et les sels de plomb combinés avec le soufre leur communiquent une teinte plus ou moins foncée.

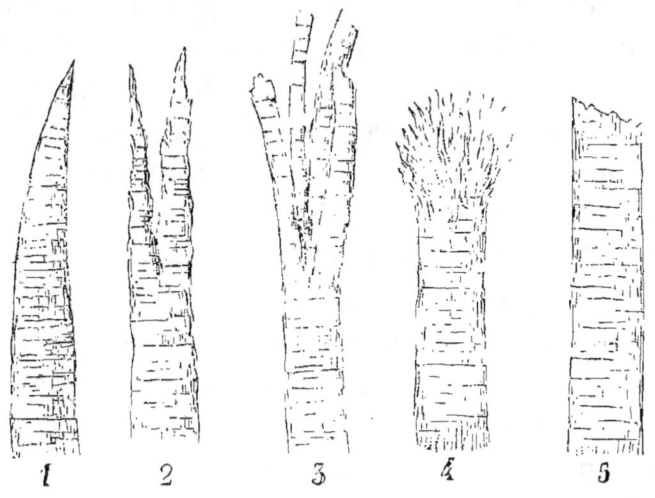

FIG. 4. — DIFFÉRENTES FORMES DES POINTES.

1. Pointe effilée, terminant ordinairement les cheveux et les poils. — 2. Pointe bifurquée. — 3. Pointe fendillée en plusieurs branches. — 4. Pointe en balai. — 5. Pointe sectionnée par les ciseaux ou par un instrument tranchant.

Le cuir chevelu est en quelque sorte, chez l'homme, le siège spécial du système pileux ; cependant cette disposition est plus apparente que réelle, parce que toute la surface cutanée, excepté la plante des pieds et la paume des mains, est entièrement recouverte de poils ;

seulement ils sont moins nombreux que sur le crâne et restent sur la plus grande partie du corps à l'état rudimentaire ou de duvet. C'est ce qui explique la différence qui sépare le système pileux de l'homme de celui des mammifères.

Chez ces derniers, tous les poils arrivent à leur complète évolution et forment à l'animal un manteau protecteur contre les intempéries des saisons et contre les attaques de ses nombreux ennemis. Pour l'homme, la nature, en le laissant presque nu, lui a donné une extrême sensibilité de la peau et l'intelligence, qui lui sert à se protéger par des vêtements appropriés, non seulement contre les variations climatériques, mais encore contre les attaques du dehors.

La quantité de cheveux qui recouvrent les téguments du crâne varie selon les individus et sans cause connue. Quelquefois ils sont tellement serrés, qu'ils semblent se toucher; d'autres fois, ils sont plus espacés et laissent voir facilement le cuir chevelu. Leur longueur n'a pas de limite déterminée. Plus longs chez la femme que chez l'homme, ils ne dépassent pas quelquefois la hauteur des épaules; d'autres fois, ils descendent jusqu'à la ceinture, et quelquefois enfin jusqu'à la partie moyenne des jambes. En général, les cheveux crépus ou frisés n'atteignent jamais une grande longueur. Selon la remarque de Bichat, la longueur des cheveux peut être considérée comme une des preuves les plus irrécusables qu'on puisse invoquer en faveur de la destination de l'homme à l'attitude bipède.

La forme des cheveux est ordinairement cylindrique. Ils se juxtaposent comme des filaments rectilignes, se réunissent en mèches et s'appliquent sur le cuir chevelu, formant ce qu'on appelle les *cheveux plats*. Les cheveux frisés ou bouclés sont au contraire aplatis comme des rubans, et c'est toujours dans le sens de l'aplatissement que s'enroule le cheveu. Les uns sont fins et déliés, ordinairement souples, flexibles et ondulants ; les autres, plus volumineux, sont en général roides et rectilignes.

Couleur. — Nous avons vu que la couleur des cheveux est produite par le pigment et la matière colorante dissoute qui entre en grande quantité dans la composition de la substance corticale. Cette couleur, qui varie selon l'âge, les individus et les climats, est ordinairement en rapport avec celle des yeux et de la peau. On en distingue trois nuances principales qui sont le noir, le blond et le rouge de feu. Il semble exister une relation intime entre la couleur des cheveux et le tempérament des individus. « Tous les médecins, dit Bichat, ont fait entrer la couleur des cheveux parmi les caractères des tempéraments. Le noir est l'expression de la force et de la vigueur ; une figure d'athlète avec des cheveux blonds serait presque ridicule. Ces derniers sont l'attribut de la faiblesse et de la mollesse : ils flottent sur la tête des figures que les peintres ont rendues étrangères aux grandes passions, aux choses fortes et héroïques ; ils se trouvent sur les figures des jeunes gens dans les tableaux où les ris, les jeux, les grâces et la volupté président aux sujets qui y sont exprimés. Ces deux nuances, le noir et le blond, se trouvent distribuées chez les femmes en proportion presque égale. Or, réfléchissez à l'espèce de sentiment que ce sexe vous inspire suivant celle qu'il a en partage ; vous verrez qu'une femme blonde fait naître un sentiment que semblent dicter la beauté et la faiblesse réunies. Ce qui nous charme dans une femme brune, c'est au contraire l'alliance de la force et de la beauté. La beauté est donc un don qui nous attire, mais qui, modifiée diversement par les formes extérieures, nous attire en nous touchant, en nous intéressant. Des yeux où se peint la langueur sont fréquemment associés à des cheveux blonds; tandis que les cheveux noirs se rencontrent presque toujours avec ceux dont la vivacité, l'éclat, semblent annoncer un sur-croît de vie qui cherche à se répandre. »

Dans quelques cas rares et exceptionnels, les cheveux deviennent électriques par le frottement comme la peau du chat. Ainsi, on a vu des individus à qui il suffisait de passer un peigne ou la main dans les cheveux pour en faire jaillir une série d'étincelles électriques accompagnées d'un bruit de crépitation. Ce phénomène, jusqu'ici sans explication, n'est pas, d'ailleurs, permanent chez la même personne : il paraît n'exercer aucune influence sur la santé.

Les cheveux commencent à se développer environ cinq mois avant la naissance. A cette époque, il se forme dans l'épaisseur du derme une petite cavité au fond de laquelle ne tarde pas à paraître la papille pileuse. Bientôt après celle-ci se couvre d'un amas de cellules d'abord confondues ensemble, mais qui ne tardent pas à se diviser en deux groupes : un groupe central qui prend la forme d'un cône plein, et un groupe périphérique qui prend celle d'un cône creux superposé au précédent (Sapey). Ces deux cônes, par leur accroissement successif, forment, le premier le cheveu avec sa racine, le second le follicule pileux.

La chevelure, chez l'homme, remplit à la fois le rôle d'ornement et celui d'organe protecteur. Elle enveloppe le crâne et le protège contre l'action de l'air, du soleil et des influences atmosphériques. Lorsqu'il est couvert de sueur, les cheveux lui permettent de sécher doucement sans être exposé à l'influence directe de l'air ambiant qui pourrait déterminer divers accidents, tels que rhumes de cerveau, névralgies, maladies des yeux, des oreilles, etc. Les cheveux forment encore une sorte d'armure naturelle qui protège le cerveau contre l'action des corps étrangers, le garantissant des blessures ou des contusions. Chez les femmes, la chevelure constitue l'un des principaux éléments de la beauté; c'est pourquoi elles emploient tant de soins à leur entretien. Malheureusement les moyens qu'elles mettent en œuvre tournent souvent contre le but qu'elles se proposent et entraînent la perte des cheveux au lieu de leur conservation. Une belle chevelure est presque toujours l'indice d'une bonne santé; aussi le meilleur moyen de prévenir l'altération des cheveux, c'est d'entretenir la santé générale, d'empêcher l'affaiblissement de la constitution.

CHAPITRE III

SOINS A DONNER AUX CHEVEUX

Les soins hygiéniques les plus simples à donner aux cheveux consistent dans l'usage fréquent du peigne et de la brosse; mais il est un choix à faire dans l'emploi de ces instruments, et quelle que soit en apparence la banalité d'un pareil sujet, il me paraît néanmoins indispensable de m'y arrêter quelques instants.

DES PEIGNES

Il n'est pas indifférent de se servir du premier peigne venu qui tombe sous la main. Certains peignes sont vraiment désastreux pour la chevelure et leur usage doit être entièrement proscrit, tel est le peigne en buis. Ce peigne est d'une excessive fragilité et fort difficile à nettoyer. Non seulement les dents se brisent avec une grande facilité, mais elles se fendent sur plusieurs points, et les cheveux qui s'engagent dans ces fissures sont infailliblement rompus ou arrachés. Outre ces inconvénients, le peigne en buis est encore fort rude, et le grattage qu'il exerce sur le cuir chevelu peut y déterminer une irritation qui a pour résultat le développement de nombreuses pellicules.

Le peigne en caoutchouc est plus doux que le précédent ; nous le conseillerions volontiers aux personnes dont le cuir chevelu est très sensible ; mais il s'échauffe par l'usage, et dans cet état répand une odeur fort désagréable.

Les peignes en buffle noir, dont on fait un fréquent usage, sont aussi fort défectueux ; ils se séparent en lamelles qui se détachent ou restent adhérentes par leur base ; le peigne se trouve ainsi dépoli, fendillé et sous son action les cheveux cassent ou sont arrachés.

Le peigne en corne d'Irlande est préférable à tous les précédents. Il est d'un usage très doux, se rapproche de celui d'écaille et se fend bien moins que les autres ; mais il est fort salissant, se recourbe facilement et tend à reprendre la forme de la matière première avec laquelle il a été fabriqué.

Le peigne d'ivoire, comme peigne fin, est

d'un très bon usage ; mais il ne faut point le choisir trop fin ni à dents trop serrées, parce qu'il casse les cheveux et pénètre difficilement jusqu'à leur racine pour en détacher les pellicules et les matières grasses qui adhèrent plus ou moins au cuir chevelu. Ce peigne offre une assez grande rigidité et beaucoup d'épidermes ne peuvent en supporter le contact.

Enfin, le peigne par excellence est le peigne d'écaille. Il est très doux, se polit par l'usage et n'offre aucun des désavantages des précédents. C'est à celui-là qu'on doit toujours donner la préférence.

Quel que soit d'ailleurs le peigne qu'on ait choisi, il faut être modéré dans son usage. Ainsi, je ne saurais trop recommander de ne point abuser du peigne fin, qui tiraille les cheveux et irrite le cuir chevelu. On ne doit s'en servir que de temps en temps et avec une pression légère. La propreté de la peau du crâne est indispensable sans doute à l'entretien d'une belle chevelure ; mais les soins exagérés dans ce sens sont nuisibles. C'est pour cette unique raison que l'on voit beaucoup de femmes perdre de bonne heure les cheveux au niveau de leur séparation et sur le sommet de la tête, c'est-à-dire sur les points où ils sont le plus tourmentés et le plus souvent tiraillés. Le démêloir suffit pour une toilette ordinaire, en y joignant l'usage de la brosse.

Beaucoup de personnes qui ont la tête chargée de pellicules se figurent que c'est à l'aide du peigne fin qu'elles parviendront à s'en débarrasser ; et, dans ce but, tous les jours, en faisant leur toilette, elles s'efforcent de râcler pour ainsi dire le cuir chevelu, afin d'en détacher les pellicules. Elles réussissent, en effet, à en détacher un grand nombre ; mais, comme celles-ci sont produites par une irritation du cuir chevelu et que l'action du peigne fin ne fait qu'accroître cette irritation, il en résulte que les pellicules augmentent d'autant plus qu'on travaille davantage à les détruire par le peigne fin. C'est dans ce cas surtout qu'il convient d'agir avec la brosse.

DES BROSSES

On ne doit jamais se servir d'une brosse en chiendent ni en crin. La brosse de chiendent est d'abord très difficile à nettoyer, puis elle se casse et, dans cet état, elle rompt ou arrache les cheveux. On doit donner la préférence à la brosse en soie longue de quatre à cinq centi-

mètres pour les femmes, de deux à trois centimètres pour les hommes. La brosse en soie
courte est trop rude pour les cheveux des femmes, qui sont généralement fins et fragiles. La
brosse doit être d'un usage aussi fréquent que
le démêloir. Elle assouplit et adoucit les cheveux ; elle enlève les pellicules, ainsi que les
molécules de poussière et tous les petits corps
étrangers ; elle excite en même temps, sans l'irriter, le cuir chevelu, dont les fonctions sécrétoires et excrétoires s'exercent ensuite avec
plus d'activité. La brosse mécanique dont se
servent certains coiffeurs pour nettoyer la tête
des hommes doit être absolument abandonnée.
Le mouvement de rotation rapide imprimé à
cette brosse ébranle et déracine les cheveux :
s'il se rencontre un nœud, elle arrache en un
seul coup tous les cheveux qui le composent.
Enfin, elle irrite et congestionne le cuir chevelu. J'en dirai autant des frictions qui, pour
être faites avec les mains, n'en sont pas moins
dangereuses que la brosse mécanique pour les
mêmes raisons.

DES ÉPINGLES

Je ne crois pas entièrement inutile de dire un mot des épingles qu'on met quelquefois par douzaines dans une même coiffure. Elles ont l'inconvénient de casser les cheveux, surtout lorsqu'on les fait pénétrer dans une masse serrée par une ligature ; à ce point de vue, il faut employer le moins d'épingles possible. Il est bon de ne se servir que d'épingles en acier, très fines, et non revêtues d'une couche de vernis ; car celui-ci se détache par petites plaques et produit des aspérités qui cassent les cheveux.

Quant aux lotions avec les eaux athéniennes, de quinine, etc., qui ne sont le plus souvent que des solutions de potasse ou de soude, elles ne produisent qu'une grande sécheresse et une plus ou moins vive irritation du cuir chevelu. En général, toutes ces lotions sont plus nuisibles qu'utiles.

Il faut éviter, le soir, en se couchant, de laisser prendre aux cheveux une mauvaise disposition. On devrait adopter une coiffure de nuit comme on adopte une coiffure de jour. On peut, par exemple, réunir tous les cheveux en

deux ou plusieurs nattes, qu'on serre modérément et qu'on maintient par un filet; de cette
façon, on n'a pas besoin, le matin, de les tourmenter, de les tirailler pour les redresser. Il
ne faut jamais les tordre ni les serrer fortement
par des ligatures. La meilleure coiffure est
celle qui laisse les cheveux à peu près libres,
aérés, relevés ou mollement enroulés, sans
être tordus, tiraillés ou fatigués. A plus forte
raison, faudrait-il ne jamais se servir de la frisure au fer chaud ni du crépage.

La frisure au fer chaud est la pratique la plus
désastreuse qu'aient pu inventer les coiffeurs.
Le fer chaud dessèche les cheveux, les rougit,
les fait éclater, les écrase, en détruit la moelle,
les rend cassants et, pour tout dire en un mot,
les tue sur place. Tous ces inconvénients sont
encore plus grands chez les personnes dont les
cheveux sont secs, rudes et difficiles à manier.
Voulez-vous conserver longtemps vos cheveux,
que jamais le fer chaud n'approche de votre
tête. J'en dirai autant du crépage et de l'ondu-
lation. Toutes ces manœuvres qui ont pour
but de transformer la nature, exercent sur les
cheveux une action toujours nuisible. On les
emmêle d'une façon inextricable, on les tiraille,
on les brise, on les déracine, on fait, en un

mot, tout ce qu'il faut pour se préparer de
bonne heure une calvitie irrémédiable. « La
coiffure qui, sous le rapport de l'hygiène, dit
Cazenave, convient le mieux aux femmes et
surtout aux jeunes filles, est celle qui tient les
cheveux fortement relevés, serrés le moins
possible ; celle qui consiste à les lisser soigneusement, à les disposer en larges bandeaux,
de manière qu'ils soient facilement et toujours
aérés, à les démêler matin et soir, à les brosser
avec soin et légèreté ; à les enrouler mollement, en un mot, à les façonner, mais
sans les tordre, sans les tirailler, de manière
à les laisser libres pour ainsi dire. Et si, pour
les besoins de la coiffure, on est obligé de les
serrer, de les nouer fortement, il faut avoir
plus tard le soin de les laisser reposer, et de
les tenir flottants pendant quelques instants
matin et soir. »

Aujourd'hui la mode et le bon goût sont
parfaitement d'accord sur les principes de
l'hygiène pour ce qui regarde la coiffure habituelle des dames, c'est-à-dire les chapeaux.

Quelle que soit la disposition des cheveux, il
faut se couvrir la tête le moins possible. Les coiffures les plus légères, les plus perméables, sont
les plus hygiéniques : tels sont les filets, les bon-

nets de tulle, les chapeaux de ville, quelque bizarre que soit leur forme, qui permettent l'aération facile des cheveux et l'évaporation normale du cuir chevelu. Les coiffures trop lourdes ou trop chaudes provoquent une transpiration abondante qui se concrète sous forme de matière grasse, et dont l'accumulation est une cause de malpropreté qui détermine souvent des éruptions diverses, source prochaine de calvitie.

Je sais bien que le peigne fin, dans les soins de la toilette, triomphe aisément de cet inconvénient ; mais j'ai déjà dit précédemment que l'action même du peigne fin n'est pas sans danger pour les cheveux, parce qu'il en arrache un certain nombre et qu'il irrite constamment la peau du crâne. Il faut par conséquent en user avec une grande modération. Enfin, indépendamment des effets fâcheux que je viens de signaler, il peut arriver que, sous l'influence de la sueur provoquée par une coiffure trop lourde ou trop chaude, la racine des cheveux soit, pour ainsi dire, étouffée et qu'ils tombent en plus ou moins grande quantité. Rien n'est plus désastreux au point de vue de la conservation de la chevelure que l'habitude qu'ont certaines femmes de se couvrir constamment la tête avec des foulards. En aucun cas, il ne faut faire usage de bonnets de laine, qui détruisent les cheveux autant par le frottement que par les accidents dont nous venons de parler.

Cependant, pour éviter une accumulation de calorique sur la tête, il ne faudrait pas tomber dans un excès contraire et s'exposer, nu-tête, à toutes les injures de l'air, à toutes les intempéries des saisons. L'insolation, par exemple, produirait des effets bien autrement fâcheux qu'un foulard sur la tête. Il faut en toutes choses savoir garder un juste milieu, selon les conditions où l'on vit et les influences locales. Il y a un certain nombre de personnes qui ne peuvent pas supporter le moindre refroidissement à la tête sans souffrir aussitôt de névralgies, de maux de gorge, de maux d'yeux, d'oreilles, de rhumes de cerveau, etc. ; il est évident que ces personnes doivent se préoccuper de leur santé générale plutôt que de leur chevelure ; aussi ce n'est point pour elles que nous avons tracé les règles précédentes. Mais on évitera constamment tous ces inconvénients, si l'on sait accoutumer les enfants des deux sexes, dès leur plus tendre enfance, à rester la tête découverte.

Les hommes en général supportent mieux que les femmes d'aller nu-tête ; aussi est-on en droit de se demander pourquoi l'on voit beaucoup plus de têtes chauves parmi les premiers. La raison principale paraît résider dans le système de coiffure. Tandis que les femmes, avec leurs chapeaux légers, ont la chevelure constamment aérée, les hommes emprisonnent leur chef dans un cylindre de carton recouvert de feutre ou de peluche, coiffure pesante qui, comme dit Michel Lévy, étreint la tête, concentre une masse d'air qui s'échauffe rapidement, ne préserve ni du chaud, ni du froid, ni de la pluie, ni du soleil, accumule les fluides circulatoires dans la peau du crâne et produit la macération des bulbes pilifères par la sueur.

DES FAUX CHEVEUX

De tout temps les femmes ont porté de faux cheveux, tantôt pour suppléer à ceux qu'elles n'avaient plus, tantôt, et le plus souvent, pour satisfaire à la mode ou pour augmenter la beauté de leur physionomie. Ces trois motifs d'emprunt peuvent paraître dignes de quelque excuse ; mais non point jusqu'à faire oublier entièrement les préceptes de l'hygiène.

Les personnes qui ont perdu leur chevelure sont exposées, au moindre refroidissement, à contracter des rhumes de cerveau, des maux

de dents et bien d'autres petites infirmités
qu'elles éviteront certainement en s'habituant à
porter une perruque ou un faux toupet. Ici la
coquetterie est parfaitement d'accord avec
l'hygiène. Il faut seulement que ces chevelures
postiches s'adaptent parfaitement, de façon à ne
pas gêner la tête ni comprimer les téguments du
crâne. Il faut encore avoir soin de quitter fréquemment la perruque pour laisser les fonctions
du cuir chevelu s'accomplir librement.

Quant à ces masses de faux cheveux que nous
avons vues, il y a quelque temps, sur la tête de
nos élégantes, elles offrent de véritables dangers au point de vue de la conservation de la
chevelure. Ces énormes chignons échauffent
le cuir chevelu, y produisent une irritation
constante et peuvent par là déterminer quelques éruptions dévastatrices. Pour les maintenir en place, il faut en outre les fixer
fortement aux vrais cheveux, et ceux-ci sont
tiraillés et souvent arrachés. Aussi l'un des
meilleurs moyens de perdre promptement la
chevelure, c'est de porter constamment un
volumineux faux chignon. Est-ce à dire pour
cela qu'il est interdit à une jolie femme d'enri-
chir ses traits par quelques tresses d'emprunt?
Ce n'est point là notre pensée ; et, si nous con-

sidérons comme souverainement ridicules tous les échafaudages de crin et de cheveux qui attirent l'attention, nous admirons volontiers une élégante coiffure dont les proportions sont en parfaite harmonie avec le visage qu'elle encadre.

Beaucoup de femmes ont l'habitude de n'employer pour leur coiffure ni huile, ni pommade : elles remplacent ces cosmétiques par de l'eau. Il est vrai que les cheveux ordinairement gras n'ont pas besoin de pommade, mais ils ont encore moins besoin d'eau. Il ne faut jamais mouiller les cheveux par habitude, soit pour lisser les bandeaux, soit pour préparer la coiffure. Cette pratique a pour résultat de les décolorer, de les rendre rudes en les dépouillant par plaques de leur épiderme, de les rendre secs et cassants, et enfin d'en préparer la chute pour peu qu'une nouvelle cause vienne s'ajouter à celle-ci. Lorsque les cheveux ont été mouillés accidentellement pendant un bain, il faut, au sortir du bain, les essuyer, les sécher avec des linges chauds autant que possible, et les laisser ensuite flottants jusqu'à ce qu'ils aient entièrement perdu l'humidité. Les femmes qui fréquentent les bains de mer doivent, avant d'entrer dans l'eau, enrouler leur chevelure dans un bonnet de taffetas gommé, afin de la protéger contre la fâcheuse influence de l'eau de mer. Si, malgré cette précaution, ou sans cette précaution, il leur arrivait de mouiller les cheveux, il faudrait les sécher rapidement comme je l'ai dit tout à l'heure, et en rentrant chez soi détruire les effets de l'eau salée en les oignant largement avec de l'huile ou de la pommade.

Les personnes qui transpirent abondamment de la tête doivent prendre de grandes précautions pour ne pas perdre leurs cheveux de bonne heure. La première et la plus importante, c'est de ne pas s'exposer au froid ni à l'humidité tant que dure la transpiration. Une telle imprudence ne serait pas seulement nuisible à la chevelure, elle pourrait encore avoir des conséquences bien autrement graves au point de vue de la santé générale. Les hommes sujets à la transpiration du crâne doivent porter les cheveux courts, éviter les chapeaux lourds et imperméables, porter de préférence, pendant l'été, des chapeaux de paille. Lorsque la sueur est abondante, il faut l'éponger aussi souvent que possible, de façon à ne point laisser l'humidité sur la tête. Pour les femmes, la chose est moins facile, et si elles ont l'avantage d'avoir des chapeaux légers, qui laissent aisément pénétrer

l'air, elles ont par contre une abondante chevelure, vraie ou fausse, qui surcharge le crâne,
l'étreint plus ou moins et favorise la transpiration. Ici, on comprend que les faux cheveux ne
sont guère de mise, c'est un bagage inopportun
et dangereux pour les vrais. Aussi, non seulement on doit en éviter l'emploi, mais il faut
encore disposer les vrais cheveux de façon à
constituer une coiffure légère, relevée, et per-
mettant, autant que possible, la pénétration de
l'air sur le cuir chevelu. Comme il n'est pas
facile aux femmes qui ont une abondante chevelure, lorsqu'elle est inondée de sueur, de l'éponger et de la sécher rapidement, elles peuvent
employer à cet effet la poudre d'amidon, qui
tarit la sueur et calme l'irritation de la peau du
crâne. On l'enlève le lendemain matin à l'aide
du peigne fin et de la brosse.

NETTOYAGE DE LA TÊTE

Les soins de propreté sont les plus indispensables à l'entretien de la chevelure. Les glandes sébacées, très nombreuses au cuir chevelu,
puisqu'il y en a deux pour chaque follicule,
versent incessamment le produit de leur sécrétion à la racine des cheveux. Cette matière grasse

n'est jamais complètement éliminée ; il en reste une partie sur la peau. A celle-ci viennent s'ajouter les résidus laissés par la transpiration, par les huiles ou les pommades, les pellicules résultant de la desquamation, et enfin la poussière et les corps étrangers qui peuvent être retenus par les cheveux. Il résulte de tout cela un amas de crasse plus ou moins adhérente et que la brosse et le peigne ne suffisent pas toujours pour enlever. De là une irritation constante du cuir chevelu et le développement de certaines affections qui entraînent souvent la perte des cheveux.

C'est pour débarrasser le cuir chevelu de toutes ces impuretés qu'il est indispensable de procéder de temps en temps à un nettoyage complet. Quelques médecins pensent et ont écrit qu'il faudrait faire ce lavage une fois par mois. Pour mon compte, je crois que c'est trop : il suffit, à moins de circonstances particulières, de le faire trois ou quatre fois par an, et encore bien des personnes n'en ont pas besoin si souvent. On ne peut donner de règle fixe à cet égard : tout dépend de l'état du cuir chevelu. Les femmes qui ont les cheveux habituellement gras, celles qui transpirent abondamment de la tête, ont certainement besoin d'un nettoyage plus fréquent que les femmes qui ont les cheveux secs et qui ne transpirent jamais. En général, il faut nettoyer la tête chaque fois qu'elle en a besoin, et ce besoin s'annonce presque toujours par des démangeaisons et par une crasse plus ou moins abondante que soulève le peigne fin.

Que faut-il employer pour nettoyer la tête ? En général, on se sert d'une solution de potasse ou de soude et quelquefois de l'ammoniaque étendue d'eau. Ces alcalis détruisent admirablement les substances grasses et produisent en apparence un excellent résultat ; mais ils irritent fortement le cuir chevelu et exercent sur la chevelure une influence désastreuse. Pour s'en convaincre, il n'y a qu'à faire macérer pendant quelque temps une poignée de cheveux dans une de ces solutions un peu concentrées, et on ne tarde pas à s'apercevoir qu'ils sont détruits et réduits en bouillie. Il faut donc proscrire d'une façon absolue ces sortes de lavages et, pour plus de sûreté, ne jamais mettre ni laisser mettre sur sa tête aucun cosmétique, aucune drogue dont on ne connaisse exactement la composition. Les solutions de potasse ou de soude, l'ammoniaque étendue, l'eau sédative, ne doivent être employées qu'au nettoyage des peignes et des brosses.

Pour les cheveux et le cuir chevelu, on peut se contenter d'un simple savonnage à l'eau tiède. Mais ce moyen nécessite l'emploi d'une grande quantité d'eau et par conséquent un mouillage abondant, ce qui ne plaît pas à tout le monde. Pour éviter cet inconvénient, on peut se servir de la teinture de savon préparée de la manière suivante :

Savon blanc..	100 grammes
Alcool à 60° —	400 —
Eau de Cologne......... ..	100 —

Cette préparation, dans un flacon bien bouché, se conserve indéfiniment. Lorsqu'on veut en faire usage, on en verse une petite quantité dans un vase quelconque et, en y ajoutant un peu d'eau, on peut opérer un très bon nettoyage sans trop mouiller les cheveux. — Ceux-ci d'ailleurs, à cause de la présence de l'alcool dans le liquide, sèchent beaucoup plus rapidement que si l'on n'employait que de l'eau simple.

Les personnes qui redoutent l'action de l'eau sur la tête peuvent se contenter de tremper un linge ou une éponge dans la liqueur de savon, et d'en frictionner le cuir chevelu, afin de le débarrasser de toutes les substances grasses ou étrangères qui l'irritent et nuisent à la vitalité des cheveux.

Un moyen beaucoup plus simple et plus économique consiste à faire dissoudre vingt ou trente grammes de borax dans un demi-litre d'eau chaude avec laquelle on lave la tête et les cheveux. Ce moyen ne vaut pas le précédent.

Enfin, il existe un produit dont la parfumerie a paru s'occuper fort peu jusqu'à présent et qui constitue le meilleur agent de propreté pour le nettoyage de la tête, c'est la *saponine*, qu'on peut extraire de la racine de saponaire ou de l'écorce de bois de panama. Cette substance mousse dans l'eau comme le savon ; elle nettoie parfaitement et possède en outre l'avantage de ne point irriter la peau ni d'altérer la texture des cheveux. C'est pour cela qu'on doit toujours s'en servir de préférence quand il s'agit de nettoyer la tête et les cheveux.

On l'emploie de deux façons différentes : avec de l'eau seulement, ou bien avec de l'eau et de l'alcool. Dans le premier cas, on fait bouillir pendant un quart d'heure cinquante grammes de racines de saponaire ou d'écorce de bois de panama dans un demi-litre d'eau, on filtre et on procède avec cette eau encore chaude au lavage de la tête.

Dans le second cas, on fait macérer, pendant huit jours, cinquante grammes de racines de saponaire ou d'écorce de panama concassée dans cinq cents grammes d'eau-de-vie à 45 degrés : on filtre et on ajoute, si l'on veut parfumer la liqueur, cinquante grammes d'eau de Cologne ou tout autre parfum. Ce liquide, en flacons bien bouchés, se conserve indéfiniment, de sorte qu'on peut en avoir constamment sous la main quand on veut procéder à un lavage à fond des cheveux et du cuir chevelu.

Quel que soit le moyen employé, il faut avoir soin, immédiatement après le lavage, de bien essuyer et bien sécher les cheveux avec des serviettes chaudes, de façon à ne pas laisser d'humidité sur la tête. Les femmes les laisseront flotter librement sur leurs épaules pendant quelques instants, et, avant de se coiffer, elles feront bien de les oindre légèrement avec un peu d'huile d'amande douce ou de pommade à la vaseline.

EAU DE QUININE

La grande vogue aujourd'hui est à l'eau de quinine. On ne peut mettre les pieds dans la boutique d'un parfumeur ou d'un coiffeur sans qu'il vous propose immédiatement de l'eau de quinine. Le pauvre homme, à moins qu'il ne la fabrique lui-même, ne sait jamais ce qu'il vous vend. Il vous raconte très sérieusement que son eau de quinine arrête la chute des cheveux, qu'elle fait disparaître les pellicules, qu'elle guérit toutes les affections du cuir chevelu, qu'elle fait repousser les cheveux, en un mot, c'est une panacée universelle. Primitivement l'eau de quinine était une eau dentifrice destinée à se laver la bouche et à frictionner les dents; maintenant son rôle est changé et c'est aux cheveux qu'elle s'en prend. J'ai eu la curiosité de prendre plusieurs échantillons dans différentes maisons et de les soumettre à l'analyse, avec le gracieux concours d'un de mes amis, M. Porte, pharmacien en chef de l'hôpital de Lourcine et préparateur à l'Ecole de pharmacie.

Je dois dire d'abord, pour l'édification du lecteur, que pas un seul de nos échantillons ne renfermait la moindre trace de quinine. Par contre, nous en avons trouvé plusieurs qui n'étaient que de la lessive de potasse ou de soude, colorée avec du caramel; d'autres renfermaient, avec cette même lessive, une petite quantité d'alcool aromatisé, et un seul était composé d'alcool à 80 degrés, tenant en dissolution de la résine de gaïac. Les effets de ces diverses eaux de quinine sont faciles à déduire de leur composition. Celles qui ne sont que de la potasse ou de la soude en dissolution dans l'eau, opèrent très bien le dégraissage de la tête ; le résultat est immédiat, incontestable et très satisfaisant, au point que les personnes qui en ont fait une fois usage n'hésitent plus à continuer, et c'est là le danger. Ces liquides alcalins attaquent la substance même des cheveux, les dessèchent et les rendent extrêmement cassants. Ils irritent de plus en plus le cuir chevelu, le dessèchent et le racornissent pour ainsi dire, en détruisant incessamment la matière sébacée indispensable à l'entretien des cheveux ; en un mot, ces liquides annulent les fonctions sécrétoires de la peau du crâne. Bientôt apparaissent les démangeaisons, les pellicules et enfin la chute des cheveux.

Croyez-vous que le malheureux qui en est arrivé à ce point songe un instant à accuser l'eau de quinine ? Nullement. Il va consulter son coiffeur qui se hâte de lui en vendre un nouveau flacon, et aussitôt après l'eau de quinine coule à flots sur la tête du pauvre diable qui s'efforce ainsi de détruire sa chevelure, tout

en étant convaincu qu'il fait tout ce qu'il doit
pour la conserver.

Parlerai-je des eaux de quinine composées
d'alcool concentré, tenant en dissolution des
résines de gaïac, de benjoin ou de tolu? Ces
cosmétiques, au point de vue pécuniaire, ont
une valeur bien supérieure aux précédents ;
mais, au point de vue de l'hygiène, ils ne valent
guère mieux. L'alcool pur sèche, irrite et brûle
le cuir chevelu et les cheveux ; de plus, il s'évapore avec une grande rapidité et laisse, comme
résidu, les résines, qui agglutinent les cheveux
et adhèrent à la peau avec une telle force qu'il
est difficile de les en détacher. Le mieux est,
à mon avis, de ne jamais se servir des produits
qu'on débite sous la dénomination d'eau de quinine, à moins d'en connaître exactement la
composition.

Je dois ajouter pour être juste qu'il y a des
parfumeurs qui emploient de l'écorce de quinquina pour la fabrication de leur eau de quinine ; mais ils ont la précaution d'acheter cette
écorce à des pharmaciens qui l'ont déjà épuisée
pour fabriquer leur vin, ou bien ils achètent de
l'écorce de quinquina qui n'en est pas : de sorte
qu'entre leur eau de quinine et celles dont j'ai

parlé plus haut il n'y a absolument aucune différence.

Est-ce à dire qu'on ne puisse pas se procurer une véritable eau de quinine? Loin de là, la quinine existe, mais, pour s'en procurer, il faut s'adresser aux pharmaciens. Voici une formule d'eau de quinine *vraie* :

Sulfate de quinine..........	2	grammes.
Baume de Fioraventi........	30	—
Rhum ou eau-de-vie à 45°....	100	—
Eau de laurier-cerise........	30	—
Carbonate d'ammoniaque.....	10	—
Huile de ricin..............	5	—

Je ne donne point cette formule comme guérissant toutes les affections du cuir chevelu et faisant repousser les cheveux. Je la donne pour ce qu'elle vaut, c'est-à-dire comme tonique, légèrement excitante et activant les fonctions du cuir chevelu. On peut s'en servir en frictions deux ou trois fois par semaine pour l'entretien de la chevelure, à condition d'ailleurs qu'il n'existe pas déjà des démangeaisons et des pellicules; car, dans ce cas, elle serait plus nuisible qu'utile. Comme le sulfate de quinine est toujours d'un prix très élevé, je conseille souvent de le remplacer par la même quantité de sulfate de cinchonine, qui coûte moins cher et qui atteint le même but.

COUPE DES CHEVEUX

Il existe un préjugé accrédité dans toutes les classes de la société, c'est qu'en coupant fréquemment les cheveux tout près de leur racine ou en les rasant on obtient une chevelure plus longue et plus épaisse. Pour démontrer l'erreur de cette manière de voir, il suffit de se rappeler l'anatomie des cheveux. Il existe à la surface du cuir chevelu un nombre déterminé de follicules et chaque follicule donne naissance à un seul cheveu. Or, on aura beau tailler et raser ce cheveu, il n'en poussera jamais deux dans le même follicule et on n'augmentera jamais d'un seul le nombre des follicules. Donc, après avoir rasé la tête autant de fois que l'on voudra, il poussera juste le même nombre de cheveux qu'il y avait auparavant. Il est par conséquent inutile de raser la tête dans le but d'épaissir les cheveux.

Cependant il est des cas où l'on peut et où l'on doit couper les cheveux.

1° On voit souvent sur la tête des petits enfants des cheveux de différente longueur et qui paraissent ordinairement clair-semés. Les uns sont longs de dix à quinze centimètres, les autres moitié moins, et d'autres encore, en plus grand nombre, semblent végéter à l'état de poils follets. En pareil cas, il faut couper les cheveux ras et souvent, entretenir avec grand soin la propreté du cuir chevelu et faire tous les matins, en procédant à la toilette de l'enfant, quelques frictions aromatiques et excitantes. Je conseille souvent pour cet usage la préparation suivante :

```
Teinture aromatique. . . . . .   15 grammes
Teinture de quinquina . . . . .  15    —
Eau de roses . . . . . . . . .   60    —
```

2° On rencontre parfois chez certains enfants, plus particulièrement chez des jeunes filles délicates, une grande exubérance de cheveux. Ces enfants sont tristes, maigres, pâles, sans appétit et peu disposés au jeu. Leurs fonctions digestives sont languissantes : ils présentent tous les caractères de l'anémie. En outre, ils sont sujets aux maux de tête et le moindre accès de fièvre s'accompagne chez eux de délire et d'autres phénomènes nerveux qui annoncent un état habituel de congestion vers le cerveau. Le seul moyen de faire cesser promptement tous ces accidents, c'est de couper les cheveux. La santé se rétablit aussitôt, mais les symptômes morbides reparaissent dès que les cheveux ont acquis un nouvel accroissement exagéré. On observe quelquefois aussi, chez des adultes à chevelure épaisse, des maux de tête, des bourdonnements d'oreilles, des étourdissements et d'autres symptômes de congestion cérébrale qui disparaissent immédiatement après la coupe des cheveux.

3° Après certaines maladies graves comme la fièvre typhoïde, la variole, etc.; après les couches plus particulièrement, il arrive que les femmes perdent presque entièrement leurs cheveux. En pareil cas, il est toujours utile non point de les raser, mais de les couper à quinze ou vingt centimètres de leur racine. Cette pratique offre des avantages incontestables. Le premier, c'est de permettre plus facilement l'application des topiques excitants destinés à ranimer l'action vitale des bulbes pileux; le second, c'est que les cheveux courts s'emmêlent plus difficilement et qu'en faisant leur toilette les femmes sont moins exposées à les arracher par poignées, comme cela arrive journellement. Enfin, un troisième avantage, c'est de permettre aux petits cheveux qui repoussent de se développer plus rapidement sans être étouffés par une masse de longs cheveux. Mais en aucun cas, et sous aucun prétexte, on ne devra dépouiller les malades d'une partie de leur chevelure avant leur complet rétablissement : ce serait les exposer à des rechutes, à des accidents très graves, même à la mort.

4° Les cheveux se terminent en général par une pointe plus ou moins aiguë, selon qu'ils ont ou n'ont pas été coupés. Mais chez quelques femmes, après avoir acquis une certaine longueur, ils se terminent en se divisant en deux ou trois branches d'inégale grandeur; ils sont alors bifurqués ou trifurqués. D'autres fois, l'extrémité se trouve formée par un volumineux renflement d'où s'échappent un grand nombre de filaments, presque tous d'égale longueur, et présentant la forme d'un véritable balai. C'est d'ailleurs de cette comparaison qu'on a tiré l'expression qui leur a été appliquée de *pointe en balai*. Dans ce dernier cas comme dans le précédent, les cheveux ne poussent plus. Il devient alors indispensable de couper toute la partie bifurquée ou formant la pointe en balai.

En dehors des cas précédents, qu'on pourrait appeler pathologiques, les femmes ne doivent point couper leurs cheveux, à plus forte raison se faire raser la tête. Elles peuvent cependant, et c'est une bonne méthode, les *rafraîchir* de temps en temps en coupant et égalisant l'extrémité des pointes. Quant aux hommes et aux jeunes gens, ils peuvent les faire couper selon leur goût, à condition de choisir autant que possible pour cette opération une belle journée, afin de ne pas s'exposer aux rhumes et aux maux de dents.

EMPLOI DES COSMÉTIQUES

Les cosmétiques du système pileux ont pour but la conservation des cheveux, leur reproduction, leur recoloration et, dans quelques cas, leur destruction (dépilatoires).

Il faudrait tout un volume pour résumer seulement la nomenclature des substances plus ou moins bizarres et les préparations de toutes sortes qui encombrent les manuels de parfumerie et les boutiques des coiffeurs ou des parfumeurs. Un tel travail n'a rien de commun avec l'hygiène. La plupart de ces préparations sont au moins inutiles, quelques-unes sont dangereuses, et celles réputées les meilleures peuvent être nuisibles lorsqu'elles sont employées d'une façon intempestive. Je me bornerai donc à faire connaître les meilleures et les cas où l'on peut rationnellement en faire usage.

CHAPITRE IV

POMMADES, HUILES, LOTIONS

Il ne faut pas croire que chacun ait besoin
d'une pommade quelconque ou d'une huile
pour entretenir sa chevelure. Il y a beaucoup
de personnes qui ont les cheveux naturellement gras et humides ; les sécrétions du cuir
chevelu se font chez elles en grande abondance
et se déposent à la surface de la peau du crâne
sous forme d'une crasse épaisse qui se repro-
duit incessamment à mesure qu'on l'enlève.
Ces personnes n'ont évidemment aucun besoin
d'huiles ni de pommades, et cependant, soit
par caprice ou par simple passe-temps, ou pour
satisfaire aux exigences de la mode, on en voit
beaucoup faire journellement usage des corps
gras. En pareil cas, ces cosmétiques ne sont pas
seulement inutiles : ils sont dangereux, parce
qu'ils produisent presque toujours l'effet con-

traire à celui que se proposent ceux qui les emploient. Ainsi, ils excitent et augmentent la sécrétion du cuir chevelu, déjà très abondante; ils collent et agglutinent les cheveux de manière à en empêcher l'aération; ils altèrent les bulbes pileux, pourrissent en quelque sorte la racine par la crasse de plus en plus épaisse qui s'y accumule, et déterminent une prompte calvitie. En outre, l'emploi intempestif de ces corps étrangers peut devenir la cause occasionnelle d'une éruption cutanée, puissant auxiliaire de la chute précoce des cheveux.

Toutes les personnes qui ont les cheveux habituellement gras et humides, les femmes plus particulièrement, doivent s'abstenir d'une façon absolue de l'usage de toute espèce d'huile et de pommade. Si elles veulent conserver longtemps leur chevelure intacte, elles devront au contraire faire de fréquents nettoyages de la tête, afin de la maintenir dans un état constant de propreté. L'emploi du peigne fin, nuisible dans d'autres cas, rendra ici un vrai service en détachant du cuir chevelu les matières grasses que la brosse seule serait impuissante à enlever. On pourra joindre à l'action de la brosse et du peigne quelques lotions alcooliques, astringentes ou légèrement alcalines. Je me suis toujours bien trouvé de la préparation suivante qui dégraisse les cheveux en même temps qu'elle tonifie le cuir chevelu :

Alcool à 60°..................	500 grammes
Ecorce de bois de panama con-cassée....................	50 —

Laissez macérer pendant huit jours, filtrez et ajoutez :

Teinture de vanille...........	30 grammes
Teinture de noix muscade.....	30 —

Deux ou trois fois par semaine, on verse quelques gouttes de ce liquide dans une soucoupe et on y trempe la brosse avec laquelle on frictionne le cuir chevelu et on lisse les cheveux.

Le docteur Cazenave conseille dans le même cas la solution suivante légèrement alcaline :

Sous-borate de soude........	2 grammes
Eau distillée.................	250 —
Teinture de vanille..........	15 —

Nous croyons que cette lotion ne vaut pas la précédente.

Lorsqu'à l'excès de matière grasse vient s'ajouter encore une abondante sécrétion de sueur, il est bon de saupoudrer de temps en temps les cheveux, le soir, avec un peu de poudre d'amidon qu'on a soin de bien enlever le matin à l'aide de la brosse et du peigne fin.

Quand les fonctions du cuir chevelu s'exécutent mal, quand la sécrétion destinée à lubrifier les poils n'a pas lieu ou est insuffisante, les cheveux sont secs et cassants ; ils s'emmêlent facilement et la peau du crâne est elle-même prédisposée à l'irritation. Dans ce cas, l'emploi des cosmétiques gras et huileux est évidemment indiqué ; mais il faut en user sobrement. Il faut éviter dans ces circonstances de mouiller les cheveux avec de l'eau ordinaire, comme le font beaucoup de personnes. L'eau donne sans doute aux cheveux de la fraîcheur et de la souplesse, mais cet état n'est que passager : la sécheresse et la fragilité reparaissent plus grandes lorsque l'eau s'est évaporée. Après quelque temps d'une semblable pratique, les cheveux tombent avec une facilité désespérante. On peut adresser la même observation aux femmes qui ont l'habitude de mouiller les bandeaux pour les rendre plus lisses et plus foncés. L'eau produit toujours un mauvais effet sur

les cheveux qui ont par eux-mêmes une grande
tendance à la sécheresse.

L'hygiène bien entendue exige donc l'emploi
des huiles ou des pommades lorsque les cheveux sont secs et cassants : on remplace ainsi
la matière sébacée, pommade naturelle, qui
fait défaut. Malheureusement beaucoup de
femmes, et plus particulièrement les femmes
blondes, répugnent ordinairement à graisser
leur chevelure pour n'en pas foncer la couleur.
Aussi qu'arrive-t-il? Au bout d'un certain
temps, la grande sécheresse du cuir chevelu
détermine des démangeaisons et avec les
démangeaisons apparaissent des pellicules. Aussitôt arrivent le peigne et les eaux de quinine.
Le premier, par le grattage, augmente infailliblement l'irritation du cuir chevelu, et les eaux
de quinine en augmentent la sécheresse ; de
telle sorte que le remède ne fait qu'aggraver le
mal de jour en jour, et pellicules et démangeaisons redoublent sous l'influence de ces agents
intempestifs. Bientôt se manifeste une abondante chute de cheveux et on est désespéré de
voir ainsi disparaître une abondante chevelure.
C'est alors qu'on a recours aux lotions avec le
rhum, les eaux-de-vie, l'eau sédative et en
général tous les liquides excitants qui tombent

sous la main. Rien n'y fait; c'est toujours de l'huile qu'on jette sur le feu.

Le remède est pourtant bien simple : il faut calmer l'irritation, je dirai même l'inflammation du cuir chevelu. Pour cela, on doit d'abord mettre de côté le peigne fin et toutes les lotions plus ou moins excitantes ; faire matin et soir, à l'aide d'une éponge, des applications tièdes d'eau de mauve, d'orge, de gruau ou de guimauve, et oindre abondamment les cheveux et le cuir chevelu avec de l'huile d'amande douce, de la pommade ou de la vaseline. Après quelques jours de traitement, tout rentre dans l'ordre et les cheveux cessent de tomber.

POMMADES

Les personnes qui aiment à se servir de cosmétiques soit par habitude, soit pour fixer la coiffure, soit pour se parfumer la tête, doivent avant tout choisir des préparations où il n'entre aucune espèce de sel métallique, tels que les sels de plomb, d'argent, de mercure, etc. En général, il faut rejeter toutes les pommades vendues comme spécialités destinées à guérir telle ou telle maladie du cuir chevelu, non point que ces pommades soient mauvaises d'une façon absolue, mais parce qu'elles contiennent des substances médicamenteuses toujours inutiles et souvent dangereuses pour les personnes qui ont le cuir chevelu en parfait état. Il n'est pas d'usage de prendre des médicaments quand on n'est pas malade; ne cherchons donc pas à guérir le cuir chevelu d'une maladie qu'il n'a pas.

Les pommades les plus simples sont donc les meilleures. Celles qu'on trouve dans le commerce sont toutes composées de graisse de porc, de bœuf et de mouton. La pommade à la moelle de bœuf est préférable à toutes les autres, mais les fabricants en font peu, à cause du prix élevé de la moelle et de la difficulté qu'on éprouve de s'en procurer une assez grande quantité. Il en est de même à plus forte raison des pommades à la graisse d'ours, de sanglier, de lion, etc., qui n'existent que sur l'étiquette des pots et qui n'ont d'ailleurs aucune vertu particulière. Aussi le moyen le plus sûr serait de fabriquer soi-même les pommades qu'on emploie. C'est dans ce but que je vais en indiquer les différents modes de préparation.

ÉPURATION DES GRAISSES

La graisse de porc constitue la base ou plutôt ce qu'on appelle le *corps* de toutes les pommades. Ces pommades sont molles, fondent facilement à la main et sont presque liquides en été; aussi, pour leur donner un peu plus de consistance, lorsqu'on veut les faire voyager, on mélange à la graisse de porc un quart ou un cinquième de graisse de bœuf ou de mouton. Mais, quelle que soit la graisse employée, il est indispensable de lui faire subir une préparation préalable qui a pour but de la débarrasser du sang et des détritus organiques dont elle est imprégnée. Cette opération porte le nom d'*épuration*. Voici en quoi elle consiste :

On prend de la panne de porc très fraîche, un ou deux kilogrammes, par exemple, et on la coupe en menus morceaux qu'on réunit dans un mortier ou dans un vase quelconque. A l'aide d'un pilon, on écrase cette panne en ayant soin de la soumettre à plusieurs lavages successifs, jusqu'à ce que l'eau qui en sort soit parfaitement limpide, ce qui indique que le *blanchissage* est fini. On essuie cette graisse dans un linge en pressant fortement de manière à en extraire toute l'humidité ; puis on la fait fondre au bain-marie, en l'écumant aussi souvent qu'il est nécessaire et en y ajoutant quatre grammes de benjoin pulvérisé pour cent grammes de panne. Après la fusion complète, on passe à travers un linge ou un tamis sans trop presser les cretons. On laisse refroidir et on obtient ainsi une graisse très blanche et très pure qui peut servir également à la composition des pommades, des fards et du cold-cream. C'est cette graisse qu'on appelle *axonge benzoïnée* ou *balsamique*. Il ne reste plus qu'à la parfumer.

La moelle de bœuf s'épure de la même façon que la graisse.

L'addition du benjoin à l'axonge n'a pas seulement pour but de lui communiquer une agréable odeur, cette résine possède encore la propriété de l'empêcher de rancir. On sait, en effet, que les corps gras, sous l'influence des matières azotées, comme l'albumine, le sang, etc., s'oxydent, s'acidifient et éprouvent une espèce de fermentation appelée *rancique*. C'est pour éviter cette altération qu'on fait subir à la graisse plusieurs lavages, et qu'on la fait fondre à une douce température en y ajoutant le benjoin. Celui-ci peut être remplacé avec le même avantage par le baume de tolu, et la graisse prend alors le nom d'*axonge toluinée;* enfin, lorsqu'on n'a ni benjoin ni tolu, on peut se servir de bourgeons de peuplier qu'on fait bouillir pendant quelques instants avec la graisse, laquelle prend alors le nom d'*axonge populinée*. Les bourgeons du peuplier lui donnent une bonne odeur et agissent comme le benjoin et le tolu en empêchant ou plutôt en retardant la rancidité.

A Grasse et à Nice, pays des fleurs, des parfums et des pommades, les gros fabricants ont des équipes d'ouvriers qui travaillent tout l'hiver à préparer les graisses pour la saison des fleurs. Les uns coupent la panne et le suif en menus morceaux et les jettent dans des barriques défoncées où d'autres les écrasent avec une massue en bois, pendant qu'un courant d'eau pure en traverse la masse et s'échappe par une petite ouverture pratiquée à la partie inférieure de la barrique, entraînant le sang et toutes les impuretés contenues dans les graisses. Lorsque celles-ci sont parfaitement nettoyées, ce que l'on reconnaît à la limpidité de l'eau qui sort de la barrique, on les essuie avec soin et on les fait fondre dans de grandes marmites où l'on met en même temps la quantité de benjoin voulue. Une fois la fusion finie, on filtre et on conserve l'axonge ainsi préparée dans d'immenses vases en fer-blanc nommés *bugadiers*.

L'axonge ou graisse de porc n'est jamais employée seule dans la fabrication des pommades, parce qu'elle est trop molle et que la chaleur de l'été la réduit presque à l'état de fusion, ce qui augmente sa tendance à la rancidité. Pour lui donner plus de consistance, on la mélange avec de la graisse de bœuf dans des proportions qui varient entre 20 et 50 pour cent, selon les lieux de destination des pommades.

Ainsi, lorsque celles-ci doivent être expédiées dans des pays chauds, on augmente la proportion de la graisse de bœuf; on la diminue, au contraire, si les pommades sont à destination des contrées du Nord.

Les bonnes pommades sont toutes parfumées directement par le contact des fleurs. Celles-ci, mises en présence de l'axonge, lui communiquent leur parfum avec une grande facilité; mais cette manipulation s'opère à froid ou à chaud, selon le degré de volatilité du parfum. Ainsi la tubéreuse et le jasmin ne peuvent être traités qu'à froid, parce que la chaleur ferait perdre une grande partie de leur parfum. La

rose et la fleur d'oranger sont au contraire toujours traitées à chaud, parce que ce procédé
permet de leur enlever plus complètement leur
parfum. Enfin, d'autres fleurs comme le réséda,
la jonquille, la cassie, la violette peuvent être
indistinctement traitées à froid ou à chaud.
Le traitement des fleurs à chaud porte le nom
de *macération*, le traitement à froid celui d'*enfleurage*.

MACÉRATION

Lorsqu'on veut parfumer une pommade par
ce procédé, on prend une certaine quantité
d'axonge préparée comme nous l'avons dit plus
haut; on la met dans un vase en métal ou en
porcelaine très propre, et on la fait fondre au
bain-marie à une douce température ; puis on
trie avec soin les fleurs dont on veut extraire
le parfum et on les jette dans la graisse liquide,
où on les laisse de douze à vingt-quatre heures
jusqu'à ce qu'elles soient entièrement épuisées.
Alors on les retire et on en met de nouvelles
qu'on traite de la même façon que les premières.
On arrive ainsi par plusieurs charges successives à faire passer jusqu'à quinze kilogrammes
de fleurs par kilogramme de graisse. Celle-ci

se trouve naturellement d'autant plus parfumée qu'elle a reçu une plus grande quantité de fleurs. L'intensité du parfum est désignée dans les fabriques françaises par les numéros 6, 12, 18, 24, le chiffre le plus élevé indiquant la plus forte dose de parfum.

Les huiles se parfument à chaud de la même façon que les pommades ; seulement, au lieu de graisse, on met dans le bain-marie de l'huile d'olive de la meilleure qualité. Cette huile ainsi parfumée porte le nom d'huile antique, nom auquel on ajoute celui de la fleur qui a servi à la parfumer ; c'est ainsi qu'on dit huile antique à la rose, à la fleur d'oranger, à l'acacia.

Que ce soit de l'huile ou de la graisse que l'on parfume, lorsque l'opération est finie, c'est-à-dire lorsqu'on juge le corps gras suffisamment imprégné d'essence, on le filtre à travers une toile ou un canevas à mailles serrées et on laisse refroidir.

ENFLEURAGE

Ce procédé donne de meilleurs résultats que le précédent. Les pommades et les huiles ainsi préparées ont un parfum plus suave et plus identique à celui des fleurs qui ont été employées. L'opération se fait à froid, pour les huiles aussi bien que pour les pommades, de la manière suivante :

On a deux espèces de cadres en bois, de forme rectangulaire, appelés châssis. Les uns, pour les pommades, sont de huit centimètres environ de profondeur sur soixante centimètres de longueur et quarante-cinq de largeur : ils sont fermés par un carreau de verre : les autres, pour les huiles, ont un mètre vingt-cinq centimètres de long sur soixante-cinq centimètres de large, et sont garnis d'un treillis en fil de fer destiné à recevoir une plaque de molleton d'égale grandeur.

Au moment de la récolte des fleurs, on prend les châssis en verre et on étend cinq cents grammes environ d'axonge préparée sur chacune des deux faces du carreau, puis on recouvre chaque couche de graisse d'une couche de fleurs soigneusement triées. On empile les châssis et on les laisse dans cet état pendant vingt-quatre heures. Le lendemain, les fleurs ayant communiqué tout leur parfum à la graisse, on les enlève avec précaution et on les remplace par une nouvelle couche de fleurs fraîchement cueillies.

On répète chaque jour la même opération

jusqu'à ce qu'on juge la pommade suffisamment parfumée. On peut ainsi faire passer depuis cinq cents grammes jusqu'à quatre kilogrammes de fleurs par kilogramme d'axonge.

La récolte des fleurs doit toujours se faire le matin et autant que possible avant le lever du soleil : c'est le moment où elles ont le plus de parfum.

Lorsque c'est de l'huile qu'on veut parfumer, on prend des plaques de molleton taillées selon les dimensions des châssis ; on les imbibe d'huile d'olive de première qualité et on les place sur les treillis en fil de fer ; puis, chaque matin, on les couvre d'une couche de fleurs odorantes en opérant de la même manière que pour les pommades. Quand l'huile est assez parfumée, on l'extrait en soumettant à l'action d'une presse toutes les plaques de molleton.

Tels sont les deux procédés, macération et enfleurage, qui servent, à Cannes, à Nice et à Grasse, à la fabrication en grand des huiles et des pommades. Il existe encore un autre procédé qui consiste à extraire le parfum des fleurs au moyen de l'éther, du chloroforme ou du sulfure de carbone. Mais ce procédé est aujourd'hui abandonné, parce que les parfums qu'on extrait de la sorte conservent toujours plus ou moins l'odeur des liquides qui ont servi à l'opération.

Les pommades préparées par l'enfleurage ou la macération sont de beaucoup supérieures à celles qu'on fabrique par le simple mélange des parfums avec la graisse ou la moelle de bœuf. Il en est de même des huiles. C'est pourquoi les personnes qui aiment à se parfumer la tête doivent donner la préférence aux cosmétiques préparés de cette façon, qui reproduisent plus exactement le parfum des fleurs qui ont servi à les préparer. Seulement ces pommades et ces huiles sont très chargées de parfum et par cela même d'un prix très élevé ; aussi ne s'en sert-on principalement que pour mélanger, dans certaines proportions, avec des graisses et des huiles non parfumées pour la confection des pommades ordinaires. Ainsi, un kilogramme de bonne pommade à la rose, de Grasse, peut servir à parfumer quatre kilogrammes d'axonge, et l'on obtient de cette façon cinq kilogrammes de pommade ordinaire, exhalant une très bonne odeur de rose. Il en est de même des pommades à la violette, à la tubéreuse, à la cassie, etc.

Si l'on veut obtenir un parfum plus concentré, au lieu de faire les mélanges dans la proportion de 1 à 4, on les fait dans la proportion de 1 à 3, de 1 à 2 et même à parties égales.

Mais tout le monde n'a pas la facilité de se procurer directement les pommades de Grasse, parce que les fabricants n'expédient guère que par plusieurs kilogrammes à la fois, et en général on n'a pas l'habitude d'acheter pour son usage personnel, en une seule fois, de quoi se pommader toute la vie. En pareil cas, on est obligé de parfumer la graisse ou la moelle avec les essences ou les extraits des fleurs que l'on préfère. Je vais donner quelques formules de pommades qu'on peut préparer soi-même ou faire préparer par son pharmacien :

Nº 1

Axonge balsamique ou moelle de
    bœuf préparée................ 60 grammes
Huile d'amandes douces.... 20   —
Essence de bergamote 2   —

Faites fondre au bain-marie, ajoutez l'essence et battez dans une terrine.

Cette pommade, bonne, très simple, odorante, n'a d'autre propriété que de parfumer la tête, d'entretenir la souplesse et le lustre des cheveux.

N° 2

Pommade à l'huile de ricin.

Pommade à la tubéreuse.....	100 grammes.	
Huile de ricin..............	25	—
Huile d'amandes douces.......	25	—
Essence de bergamote	5	—
Essence de citron...........	3	—

Beaucoup de personnes ont une grande confiance dans l'huile de ricin, mais cette huile n'a d'autre propriété que de graisser et d'encrasser un peu plus les cheveux que les autres huiles.

N° 3

Pommade à la violette.

La véritable pommade à la violette se prépare par enfleurage ou par macération, comme je l'ai dit plus haut; mais, lorsqu'on veut la préparer artificiellement, on se sert de la formule suivante :

Panne épurée.....	100 grammes.	
Teinture d'iris..............	10	—
Extrait de violette...........	5	—

N° 4

Pommade à l'héliotrope.

Pommade à la rose	250	grammes.
Huile au jasmin.............	60	—
— à la vanille........ ...	125	—
— à la tubéreuse........	30	—
— à la fleur d'oranger....	30	—
Essence d'amandes amères....	4	gouttes
— de girofle........ ·..	2	—

N° 5

Crème rose circassienne (de Piesse).

Panne épurée................	125	grammes.
Axonge benzoïnée.............	125	—
Pommade à la rose de Grasse.	65	—
Huile d'amande colorée avec		
l'orcanète..................	250	—
Essence de rose.............	1	gramme 25

Pour colorer l'huile en rose, on la chauffe au bain-marie pendant une demi-heure avec dix grammes de racines d'orcanète par kilogramme d'huile.

N° 6

Philocome.

Cire blanche................	28 grammes.
Huile à la rose.............	50 —
— à la cassie.............	25 —
— au jasmin.............	25 —
— à la fleur d'oranger.....	50 —
— à la tubéreuse.........	50 —

On fait fondre la cire dans les huiles à la plus basse température possible, afin d'éviter la volatilisation des parfums. On remue le mélange pendant la fusion et jusqu'à ce qu'il soit presque entièrement refroidi; puis on le verse dans des pots légèrement chauffés, afin d'obtenir une solidification uniforme.

Le nom de *philocome*, qui signifie ami des cheveux, a suffi pour donner à ce cosmétique une grande réputation et pour en faire une panacée contre toute espèce de maladie du cuir chevelu. Il ne jouit pourtant d'aucune vertu spéciale, si ce n'est d'encrasser la tête un peu plus que les huiles et les pommades ordinaires. Il doit cette particularité à la présence de la cire blanche qui se dépose dans les cheveux et sur le cuir chevelu.

N° 7

Pommade à la graisse d'ours [1].

La pommade à la graisse d'ours se prépare de la manière suivante :

Huile à la rose.............	250	grammes.
— à la fleur d'oranger..	250	—
— à la cassie...........	250	—
— à la tubéreuse.......	250	—
— au jasmin...........	250	—
— d'amandes douces....	3,000	—
Panne ou axonge.	6,000	—
Pommade à la cassie.......	1,000	—
Essence de bergamote......	113	—
— de girofle.........	56	—

Faites fondre ensemble les graisses solides et les huiles au bain-marie, puis ajoutez les essences.

« La graisse d'ours ainsi préparée, dit l'auteur, est assez ferme pour prendre dans les pots à une température moyenne d'été. Par une température très chaude, ou si l'article devait être exporté aux Indes ou en Amérique, il faudrait remplacer une partie des huiles par des pom-

1. Formule tirée de Piesse, traduit par O. Réveil.

mades, ou bien mettre plus de panne et moins d'huile d'amande. »

Comme on le voit par cette formule, la pommade à la graisse d'ours ne contient pas la moindre trace de graisse de cet animal, et cependant quel bruit n'a-t-on pas fait autour de cette pommade : c'était le remède universel qui faisait pousser des cheveux sur toutes les têtes, principalement sur les têtes les plus chauves. Si l'on supprime les parfums qui n'ont d'autre but que de charmer l'odorat, il ne reste de cette pommade que l'huile et la graisse, c'est-à-dire la plus simple des pommades. Il en est de même de la *pommade du lion*, qui a fait époque dans les annales de la parfumerie. Celle-ci frappait davantage l'imagination des *croyants* par le souvenir d'une superbe crinière que réveillait involontairement dans leur esprit le nom de ce terrible quadrupède. Si, au lieu de l'appeler *pommade du lion*, on l'eût appelée *pommade de la lionne*, l'effet était manqué ; la lionne n'ayant point de crinière, personne n'aurait cru à l'efficacité de la pommade.

Je pourrais multiplier à l'infini le nombre des recettes qui, de temps immémorial, ont été inventées pour entretenir ou faire pousser les cheveux ; mais toutes se résument dans un mélange d'huile et de graisse plus ou moins bien préparé. Quel que soit leur nom, pompeux ou bizarre, elles contiennent très rarement autre chose que l'huile et la graisse. Quant à leur efficacité, elle réside uniquement dans la crédulité du public. C'est pour cela que les inventeurs d'une pommade l'appliquent à tous les cas et guérissent indistinctement toutes les maladies du cuir chevelu. Il est à remarquer que ces inventeurs sont en général des coiffeurs ou des gens qui se disent tous chimistes et qui ne connaissent pas le premier mot de l'hygiène et des affections cutanées. Seraient-ils d'ailleurs chimistes, comme ils le disent, cela ne prouverait rien en faveur de leurs connaissances médicales. Enfin, il est une troisième catégorie d'inventeurs : ce sont les docteurs apocryphes. Il est d'usage aujourd'hui de lancer dans le public certains cosmétiques signés d'un docteur quelconque, qui n'a jamais existé que dans l'imagination du vendeur. Il serait même à désirer que la Faculté de médecine de Paris mît ces commerçants en demeure de faire connaître les prétendus docteurs, parce qu'il n'est pas permis de tromper ainsi la confiance publique.

Les diverses formules que je viens de donner,

comme toutes les pommades en général, n'ont
donc pour résultat que de parfumer la tête, de
favoriser les dispositions de la coiffure, d'entretenir la souplesse des cheveux et de leur donner
du brillant. Cependant il est un certain nombre
de cas où l'on peut employer avec une utilité
réelle quelques pommades toniques ou astringentes. Ainsi, lorsque les cheveux sont secs et
tombent sans cause connue, c'est-à-dire par
atonie du cuir chevelu, on peut, sinon les faire
repousser, au moins en arrêter la chute par
des frictions journalières avec la pommade
suivante :

Vaseline blanche..............	60	grammes
Extrait mou de quinquina......	4	—
Teinture de cannelle..........	10	—
Essence de bergamote..	2	—

L'emploi de cette pommade n'est indiqué, je
le répète, que lorsque les cheveux sont secs;
s'ils étaient gras, au contraire, il faudrait recourir aux topiques liquides et alcooliques dont je
donnerai ailleurs les formules.

Dans quelques cas, sans qu'il existe du
pityriasis, les cheveux sont un peu secs et le
cuir chevelu est le siège de quelques pellicules
avec légères démangeaisons. On peut alors se

servir avec avantage de la pommade suivante en friction sur le cuir chevelu :

Vaseline blanche.............. . 60 grammes
Tanin 4   —
Alcool 6   —
Essences de géranium rosat...... 50 centigr.
  id.   de santal .... 2 grammes

Mais, je le répète encore une fois, les personnes qui ont les cheveux habituellement gras et humides doivent s'abstenir d'une façon absolue de l'usage de tout corps gras, huile ou pommade.

VASELINE OU PÉTRÉOLINE

Je ne puis terminer le chapitre des pommades sans parler d'un corps gras nommé *vaseline*, *pétréoline* ou *pétroléine*, qui tend aujourd'hui à remplacer l'axonge dans la préparation de toutes les bonnes pommades.

La vaseline est une espèce de pâte mucilagineuse, homogène, un peu longue, très onctueuse, cédant facilement sous la pression des doigts sans jamais laisser suinter la plus petite goutte d'huile. Elle est blanche, blonde ou rouge, selon son degré de décoloration. Lorsqu'elle est bien préparée, elle doit être neutre, sans odeur et sans goût.

On extrait la vaseline uniquement des goudrons de pétrole lourds, c'est pour cette raison que Lancelot lui a donné le nom de *pétréoline*, sous lequel on désigne aujourd'hui la vaseline française.

Pour obtenir un bon produit, il faut préalablement désinfecter les goudrons par une distillation suffisante, afin d'en extraire les dernières traces de léger, c'est-à-dire des essences distillant à une plus basse température, que contient encore le goudron, lorsque l'on a extrait du pétrole brut les éthers et les huiles lampantes. Ce travail constitue la première partie de l'opération.

La seconde partie consiste à obtenir la décoloration par certains moyens mécaniques qui excluent toute intervention d'acide.

Les vaselines russes et allemandes, aussi bien que les anglaises, sont presque toujours des falsifications préparées artificiellement au moyen d'oléonaphtes blanchis et désinfectés à l'acide sulfurique, puis solidifiés avec 12 à 15 pour cent d'osokérite ou cire minérale blanche. Ce mélange donne un produit graisseux qui n'a rien de commun avec la véritable vaseline. Il forme une graisse courte et cassante qui fond à une basse température et laisse suinter l'huile sous la moindre pression des doigts. Outre qu'il ne possède point les propriétés bienfaisantes de la vaseline, ce mélange d'oléonaphte et d'osokérite peut avoir de graves inconvénients, parce que le *léger* [1] qu'il contient provoque sur la peau une cuisson douloureuse et parfois une inflammation qu'on est obligé de combattre par des antiphlogistiques.

Il est donc de la plus haute importance, lorsqu'on emploie la vaseline, de choisir les vaselines françaises de préférence aux vaselines allemandes, russes et anglaises, qui ne sont le plus souvent que de mauvaises falsifications.

Outre la propriété de ne jamais rancir dans la confection des pommades, la vaseline exerce encore une véritable action thérapeutique sur le tissu cutané dans le traitement des maladies de peau, et particulièrement dans les formes sèches et squameuses. Extrêmement onctueuse, elle a la propriété de lubrifier et d'assouplir les tissus organiques mieux que les huiles, la graisse et la glycérine. Elle convient admirablement aux personnes ayant la peau rugueuse, farineuse, fendillée ou crevassée, comme cela s'observe d'ordinaire chez les

---

1. Le *léger*, c'est-à-dire les huiles ou essences volatiles.

sujets dartreux. Elle donne d'excellents résultats dans le traitement des affections du cuir chevelu pour combattre les démangeaisons, la sécheresse et les pellicules. C'est pour cette raison que je propose de substituer la pétréoline à l'axonge dans la préparation de toutes les pommades destinées à combattre les diverses affections du cuir chevelu.

HUILES

Les huiles s'emploient dans les mêmes cas et pour les mêmes usages que les pommades : c'est affaire de goût. Cependant les huiles ont l'avantage d'encrasser moins la tête et le désagrément d'exciter un peu plus les sécrétions du cuir chevelu. Les personnes qui ont les cheveux et le cuir chevelu très secs doivent donc employer les huiles de préférence aux pommades.

L'huile d'olive de la meilleure qualité est celle qu'on doit toujours choisir pour la fabrication du cosmétique. On la parfume, comme les pommades, par enfleurage, par macération ou par le mélange direct avec certaines essences.

Les formules d'huiles parfumées sont aussi nombreuses que celles des pommades ; cependant je n'en rapporterai que quelques-unes, les plus connues, celles qui ont joui ou qui jouissent encore d'une grande réputation. La plus célèbre, celle qui constitue le remède souverain contre toutes les calvities présentes et futures, est l'*huile de macassar*. Voici sa composition :

Huile de macassar.

Huile de soleil (de graines d'héli-mèthe)...............	90 grammes.	
Graisse d'oie...............	30 —	
Styrax....................	8 —	
Beurre de cacao............	8 —	
Huile d'œufs...............	8 —	
Néroli....................	4 —	
Huile volatile de thym.........	8 —	
Essence de rose.............	1 gramme 05.	
Baume du Pérou............	0 — 50.	

Mêlez, laissez digérer ensemble et filtrez.

Cette recette, ingénieusement combinée, ne vaut certainement pas la peine qu'on se donne pour l'exécuter. D'abord l'huile de soleil vaut moins que l'huile d'olive ; la graisse d'oie est meilleure que celle de porc — pour la cuisine, — et ce qui fait qu'ici on l'a choisie de préférence, c'est qu'elle est presque liquide, ce qui facilite son mélange avec les huiles. Le styrax et le baume du Pérou sont là pour empêcher l'huile de rancir, mais aussi pour encrasser la tête ; le beurre de cacao n'est bon également que pour

encrasser la tète. En résumé, cosmétique plutôt nuisible qu'utile. J'aime bien mieux la simplicité de la préparation qui suit :

Huile d'olive................ 500   grammes
Gousses de vanille concassée..   30   —

Laissez macérer pendant huit jours à une
douce température et passez avec expression.
— Excellente préparation, bon parfum et bonne
huile.

Huile antique à l'héliotrope.

Huile à la rose............. 500 grammes.
  —   à la vanille........... 250   —
  —   au jasmin............ 115   —
  —   à la tubéreuse.........   56   —
  —   à la fleur d'oranger.....   56   —
Essence d'amandes amères...   6 gouttes.
  —   de girofle...........   3   —

Cette préparation est parfaite comme parfum
et comme cosmétique. Seulement le mot *antique*
s'accouple mal avec celui d'huile. Huile antique
veut dire tout simplement huile rance : or, la
rancidité est un grave défaut quand il s'agit
d'un cosmétique. Je ne comprends pas pourquoi
les parfumeurs s'obstinent à qualifier leurs
huiles d'antiques, alors qu'au contraire ils ne
doivent employer que des huiles très fraîches.

Lorsqu'on ne peut se procurer les huiles de Grasse ou de Nice, on parfume par simple mélange avec des essences de la façon suivante :

Philocome.

Huile d'olive ou d'amandes douces...................	500	grammes.
Essence de bergamote........	25	—
— de citron........	14	--
— de lavande...	2	--
— de girofle.......... ...	1	—

Beaucoup de parfumeurs font entrer dans la composition de leurs huiles ou de leurs pommades du blanc de baleine, de la cire blanche ou de la parafine. Ces substances doivent être bannies des cosmétiques pour la chevelure, non point qu'elles soient dangereuses, mais parce qu'elles n'ajoutent aucun effet utile à l'action des huiles et des pommades, tandis qu'elles se réduisent en poussière blanche, fine, qui encrasse la tête et les cheveux.

Bandolines.

Pour fixer les cheveux dans certaines positions ou leur donner une direction déterminée, quelques personnes se servent d'une pommade dure contenant de la cire, façonnée en forme de rouleaux, et appelés pour cette raison *bâtons fixateurs*. Cette sorte de pommade encrasse fortement la tête, parce que la cire se dépose sous forme de poussière et adhère aux cheveux et au cuir chevelu. On doit choisir de préférence, pour remplir le même but, un liquide mucilagineux qu'on nomme *bandoline,* et qui se prépare soit avec de la graine de lin, soit avec des pépins de coing qu'on fait bouillir dans l'eau, soit avec une simple solution de gomme adragante, selon la formule qui suit :

Gomme adragante........... 5 grammes
Eau distillée de roses........ 100 —

On laisse macérer pendant quarante-huit heures en agitant de temps en temps, puis on filtre à travers un gros linge blanc. On colore ordinairement en rose avec quelques gouttes d'une solution d'acétate de rosaniline. Cette préparation fermente et ne tarde pas à devenir acide. Il faut donc la renouveler assez fréquemment.

Bandoline à l'amande.

Cette préparation se fait de la même façon que la précédente ; on remplace seulement l'eau de roses par l'eau distillée d'amandes amères.

7

Brillantine.

La *brillantine* est un cosmétique destiné à lustrer la barbe et les cheveux. C'est un liquide alcoolique, diversement parfumé, auquel on ajoute tantôt de la glycérine, tantôt de l'huile d'amandes douces ou de l'huile de ricin.

Brillantine à la glycérine.

Alcool à 90°.................	100 grammes.
Glycérine purifiée............	10 —
Essence de santal............	2 —

Brillantine à l'huile de ricin.

Alcool à 90°.................	60 grammes.
Huile de ricin fraîche........	6 —
Essence de bergamote........	3 —

On peut remplacer dans cette formule l'huile de ricin par l'huile d'amandes douces et même par l'huile d'olive.

Quelquefois on mélange à la fois avec l'alcool la glycérine et l'huile, comme dans la formule suivante :

Alcool.....................	250 grammes.
Glycérine...................	15 —
Huile d'amandes douces......	30 —

La glycérine se dissout entièrement dans

l'alcool et, si elle est pure, donne un produit
tout à fait incolore, mais il n'en est pas de
même des huiles. Celles-ci étant insolubles
(l'huile de ricin ne se dissout qu'à très petite
dose), il se forme dans les flacons qui en contiennent deux couches superposées parfaitement distinctes qu'il faut avoir soin de bien
mélanger en agitant fortement le flacon avant
de s'en servir.

Les brillantines composées d'huile et d'alcool
sont de bons cosmétiques qu'on peut employer
sans inconvénients ; mais il n'en est pas ainsi
des brillantines à la glycérine. Depuis quelques années, tous les fabricants de parfumerie
semblent s'être donné le mot pour faire entrer la
glycérine dans la composition de la plupart de
leurs produits. Or, en ce qui concerne les cheveux, je puis affirmer, d'après un grand nombre d'observations, que la glycérine est le plus
désastreux des cosmétiques. Elle rend les cheveux poisseux, collants et rudes au toucher.
Elle les agglutine tellement qu'elle en forme
comme une espèce de calotte impénétrable à
l'air; elle retient les poussières extérieures et
empêche l'évaporation des sécrétions naturelles, qu'elle augmente encore par son contact,
d'où résulte sur le cuir chevelu une humidité

constante, une crasse épaisse et abondante, qui pourrissent la racine des cheveux et préparent une calvitie prématurée ; c'est pourquoi je conseille fortement de ne jamais employer la glycérine pour les soins de la chevelure.

LOTIONS

Les vitrines des coiffeurs sont remplies de flacons contenant des lotions pour les cheveux : *lotions végétales, lotions ferrugineuses, lotions toniques, lotions à la glycérine*, etc., etc. Presque toutes ces lotions sont au moins inutiles et la plupart dangereuses. Elles ont toutes pour but d'arrêter la chute des cheveux et de les faire repousser. Quant au moyen mis en usage, c'est-à-dire au remède chargé de cette merveilleuse cure, c'est toujours le secret des fabricants, et Dieu sait tout ce que ces secrets recèlent d'ignorance, de charlatanisme et quelquefois de malpropreté ! Je n'en citerai qu'un exemple entre mille.

Un jour, j'ai reçu dans mon cabinet la visite d'une jeune dame fort élégamment vêtue et fraîchement débarquée d'Amérique. Elle était venue en France, disait-elle, uniquement pour exploiter une recette qui faisait des merveilles au pays des Yankees. Son mari en était l'inventeur. Elle s'adressait à moi de préférence, à cause de la facilité que j'avais de *lancer son article* dans les colonnes du journal où j'ai l'honneur depuis quinze ans de traiter les questions de parfumerie. Je fis observer à ma visiteuse que j'avais pris la résolution inébranlable de ne jamais recommander un produit avant d'en connaître exactement la composition et de l'avoir expérimenté moi-même si je le jugeais opportun. Elle m'offrit alors gracieusement tous les flacons nécessaires à mes expériences[1], mais refusa de me dévoiler son secret. Elle affirma de la façon la plus absolue qu'elle avait vu quantité de têtes se couvrir de cheveux à la suite de son traitement. Elle me nomma des hommes, des femmes, des enfants, ayant chacun son histoire particulière, mais tous chauves, et tous ayant repris d'abondantes chevelures. A peine y avait-il eu quelques rares insuccès, mais c'était la faute des clients, gens peu crédules, qui avaient refusé de consommer un assez grand nombre de flacons ; par conséquent, le traitement avait été incomplet.

1. Il fallait dix flacons à 10 fr. pièce pour faire pousser les cheveux d'un centimètre.

Quand mon interlocutrice eut fini son boniment, je me permis de prendre la parole à mon tour et, de l'air le plus convaincu du monde, je lui adressai la question suivante :

— Quelle profession, madame, exerce votre mari, qui a eu le bonheur de découvrir une recette si merveilleuse?

— Mon mari, monsieur, me dit-elle en se rengorgeant, est chimiste.

— Ah! chimiste! Mais, lui dis-je, il y a des chimistes qui fabriquent des engrais; il y en a qui sont pharmaciens, d'autres qui sont ingénieurs, d'autres qui fabriquent exclusivement des produits chimiques, d'autres enfin...

— Mon mari est parfumeur chimiste, interrompit-elle.

— Très bien; je m'en doutais un peu. Alors c'est par la combinaison de plusieurs parfums qu'il est arrivé à cette heureuse découverte.

— Non, monsieur, mieux que cela, dit-elle. Mon mari coupe les cheveux de ses clients (il était coiffeur) et collectionne les rognures. Lorsqu'il en a une quantité suffisante, il les fait bouillir dans l'eau, et c'est cette eau contenant le *suc* des cheveux vivants qui fait pousser des cheveux sur n'importe quelle tête. Le moyen est infaillible.

Ainsi, voilà le *suc*, c'est-à-dire la crasse de cinquante têtes différentes mise en flacons et vendue comme moyen infaillible pour faire repousser les cheveux. J'ignore si cette *eau* est encore dans le commerce ; mais, si elle y est, ceux qui en font usage sans le savoir ne se plaindront pas assurément qu'on leur vend de l'eau claire : je puis affirmer qu'elle était très grasse.

Il ne m'en coûte pas cependant de déclarer que toutes les lotions qu'on débite pour faire repousser les cheveux ne sont pas aussi mal-propres que celle dont je viens de parler ; mais les résultats qu'elles donnent n'en sont pas meilleurs, et souvent, au contraire, ils sont désastreux. En effet, en dehors de quelques produits bizarres ou excentriques, presque tou-tes les lotions qu'on trouve dans le commerce se résument dans deux formules principales : 1° mélange d'eau et d'alcool parfumé ; 2° mé-lange d'eau et de potasse, de soude ou d'ammo-niaque.

Les lotions à base d'alcool sont toniques, excitantes, et d'une utilité réelle lorsque leur emploi est indiqué. Quand il y a contre-indi-cation, leur usage est nuisible.

Les lotions composées avec de la potasse, de

la soude ou de l'ammoniaque [1] sont en général très alcalines. Employées par les personnes qui ont les cheveux naturellement gras et humides, elles nettoient fort bien la tête et semblent tout d'abord donner une entière satisfaction ; mais, après quelque temps d'usage, elles dessèchent et irritent le cuir chevelu, provoquent des démangeaisons, décolorent les cheveux et vont jusqu'à les décomposer dans leur structure [2].

C'est alors, mais un peu tard, qu'on aperçoit les ravages produits au lieu de cette abondante chevelure qui devait surgir comme par enchantement. Et si malheureusement, au lieu de tomber sur une tête graisseuse et humide, ces lotions sont employées sur des cheveux secs et cassants, avec des démangeaisons et du pityriasis, alors c'est un véritable désastre, de l'huile jetée sur un incendie.

Seules les personnes ayant les cheveux gras et huileux, le cuir chevelu encrassé par des matières grasses, peuvent trouver de véritables avantages dans la pratique des lotions. Et comme

1. Elles sont colorées avec du sucre brûlé.
2. Pour la facilité de certaines études microscopiques, on décompose les cheveux en les faisant macérer dans une solution de potasse.

la propreté est la première condition nécessaire à l'entretien de la chevelure, il faut qu'une lotion quelconque contienne un principe destiné à produire cette propreté ou bien qu'elle soit précédée d'un nettoyage de la tête. La potasse, la soude et l'ammoniaque opèrent très bien ce nettoyage ; mais ces substances sont nuisibles, comme je l'ai dit plus haut. On doit les remplacer par la racine de saponaire ou par l'écorce de bois de panama, selon la formule suivante :

Alcool à 60°.................	500 grammes
Racines de saponaire.........	50 —
Vanille......................	15 —
Muscade.....................	15 —

Laissez macérer pendant dix jours en agitant de temps en temps, puis filtrez avec expression.

On peut, dans cette formule, remplacer les racines de saponaire par la même quantité d'écorce concassée de panama.

La vanille et la noix muscade sont uniquement destinées à parfumer la liqueur ; on peut les supprimer si l'on ne tient pas au parfum.

Si l'on veut obtenir une lotion à la fois

détersive et tonique, on peut ajouter l'écorce de quinquina de la manière suivante :

Alcool à 60°..................	600 grammes
Écorce de quinquina gris......	30 —
Écorce de panama............	60 —
Vanille.....................	15 —
Muscade....................	15 —

Les cheveux gras et humides sont le plus souvent ternes, maigres, flasques et mous, se détachant avec la plus grande facilité. Dans ce cas, il vaut mieux faire de temps en temps un nettoyage complet avec l'eau de saponaire ou de panama, et frictionner matin et soir le cuir chevelu avec la lotion suivante :

Teinture de quinquina.........	20 grammes.
— d'arnica...........	20 —
— de cannelle.........	30 —
Baume de Fioraventi.........	30 —
Rhum ou eau-de-vie...........	100 —

Les personnes qui ont les cheveux secs et cassants doivent s'abstenir de toute espèce de lotion astringente, alcaline ou alcoolique.

CHAPITRE V

AFFECTIONS DU CUIR CHEVELU

Le cuir chevelu peut devenir le siège d'un grand nombre d'éruptions qui ont toutes pour résultat la destruction plus ou moins rapide des cheveux. Celle-ci peut n'être que passagère, et dans ce cas les cheveux repoussent après la guérison de la maladie; mais il arrive souvent aussi que, les follicules pileux ayant été détruits par la maladie, l'alopécie est incurable. Il importe donc, au point de vue de la conservation des cheveux, de ne rien négliger pour combattre promptement une affection quelconque du cuir chevelu dès qu'elle se déclare. Il est alors plus facile d'en obtenir la guérison, et l'on prévient ainsi des résultats qui plus tard pourraient être irréparables.

Une opinion généralement admise par le public et même par un certain nombre de gens instruits, c'est que, lorsqu'une personne perd ses cheveux, il suffit d'une recette quelconque, lotion, huile ou pommade, pour en arrêter la chute, quelles que soient d'ailleurs les causes qui aient pu la provoquer. Ainsi une jeune femme, quelque temps après les couches ou après une forte maladie, voit sa tête se dégarnir sans la moindre affection apparente du cuir chevelu ; une jeune fille ayant toujours possédé une abondante chevelure voit également ses cheveux tomber, mais elle a une grande quantité de pellicules, de fortes démangeaisons, les cheveux et le cuir chevelu très secs. Ce qui frappe ces deux personnes, c'est la perte des cheveux ; ce qu'elles désirent, ce qu'elles recherchent, ce qu'elles demandent à tous les échos, c'est une recette pour arrêter la perte des cheveux. Et si l'une d'elles est assez heureuse pour mettre la main sur cette recette, on peut être certain que l'autre ne manquera pas de s'en servir dès qu'elle en aura connaissance. Et cependant le remède qui doit guérir la première aggravera infailliblement le mal de la seconde, parce que celle-ci perd ses cheveux par suite d'une trop grande irritation du cuir chevelu, tandis que celle-là les perd au contraire par atonie, par manque de vitalité.

La condition essentielle, indispensable, pour bien diriger un traitement contre la chute des cheveux, c'est d'en connaître la cause, et cette cause réside toujours dans un affaiblissement de l'état général ou dans une des nombreuses affections du cuir chevelu.

Les maladies du cuir chevelu se divisent en deux grandes classes : les maladies non contagieuses et les maladies contagieuses.

Les principales parmi les premières sont : l'*impétigo*, l'*eczéma*, le *psoriasis*, le *pityriasis*, et l'*acné*.

Les éruptions contagieuses sont la *teigne faveuse*, l'*herpès tonsurant* et la *pelade*.

AFFECTIONS NON CONTAGIEUSES

Crasse laiteuse, croûtes laiteuses ou gourmes.

Si l'on étudie les différents auteurs qui se sont occupés spécialement des maladies de peau, on est étonné de la confusion qui règne dans leurs ouvrages à propos d'une éruption simple qu'on peut observer journellement sur la tête des petits enfants. Chacun lui donne un nom selon sa fantaisie et en décrit les symptômes de manière à se donner toujours raison. Quelques-uns en font des affections distinctes qu'ils décrivent séparément sous des noms différents. C'est ainsi qu'Alibert en fait une première description sous le nom d'*achores* ou *teigne muqueuse* et une seconde sous la dénomination de *croûtes de lait*, tout en reprochant aux autres de confondre ces deux affections l'une avec l'autre. Cazenave en fit tout autant ; mais il changea les noms. Pour lui, les achores et les croûtes de lait ne sont qu'une même maladie qu'il décrit longuement. Puis il en découvre une seconde dont il nous donne les symptômes et le traitement sous le nom d'*impétigo:* c'est toujours la même maladie. M. Hardy, lui, réunit le tout en une seule variété de l'eczéma, qu'il nomme *eczéma impétigineux*, et il en arrive naturellement à conseiller l'emploi de l'arsenic dans le traitement de cette affection comme dans le traitement de l'eczéma ordinaire. Malheureusement, dans la pratique, il y a une grande différence entre l'eczéma et les *croûtes laiteuses*. Le premier est une affection très tenace avec une grande tendance aux récidives et à la chronicité. Lorsqu'il disparaît sur la peau, il se répercute le plus souvent sur les bronches, le larynx, l'estomac, la vessie ou ailleurs, et laisse chez les sujets qui en sont atteints une disposition constitutionnelle à laquelle on a donné le nom d'*herpétisme*. Celui-ci, au reste, ne s'observe presque jamais dans l'enfance, c'est toujours chez les adultes, pendant l'âge mûr ou la vieillesse.

Les *croûtes de lait*, au contraire, comme le nom l'indique, ne se montrent que pendant la première enfance; leur passage à l'état chronique est une très rare exception, la guérison en est généralement facile et rapide, et une fois disparues elles ne laissent aucune trace dans l'organisme. Nous croyons donc qu'il y a une exagération évidente à considérer cette affection comme un eczéma. Qu'on lui laisse le nom d'*impétigo* si l'on veut, puisqu'il semble aujourd'hui passé dans le langage médical, mais qu'on ne cherche pas, par amour de la nouveauté, à embrouiller encore les termes, ils le sont déjà trop.

Si l'impétigo n'est pas une affection distincte des croûtes laiteuses, il en diffère certainement dans beaucoup de cas non seulement par l'âge des sujets chez lesquels il se montre, mais encore par la variété des symptômes et des formes qu'il affecte. Quelle différence, en effet, n'existe-t-il pas entre les gourmes d'un enfant à la mamelle et l'impétigo granulé des adultes? Aussi, sans m'arrêter davantage à une discussion de mots, je vais exposer les faits tels qu'on les observe chaque jour sur la tête des enfants. Je commencerai par ce qu'on pourrait appeler la *crasse laiteuse*, parce qu'elle se montre ordinairement peu de jours après la naissance; je continuerai par les *croûtes laiteuses*, qui ne sont le plus souvent que le résultat de la première, et enfin je terminerai par l'*impétigo*, qui représente au moins une période plus avancée et plus intense des croûtes laiteuses.

CRASSE LAITEUSE

Beaucoup de nourrices et de mères de famille craignent de laver la tête des petits enfants. Les unes obéissent à un préjugé populaire, les autres ont peur de blesser le cerveau qui, sur certains points du crâne, se trouve immédiatement au-dessous de la peau. Chez les tout jeunes enfants, en effet, il existe à deux travers de doigt environ au-dessus du front et sur la ligne médiane une étendue de deux ou trois centimètres carrés où les os ne sont pas encore formés et où l'on peut, en pressant modérément avec le doigt, percevoir les mouvements du cerveau. La même disposition s'observe, quoique sur une plus petite surface, à la partie postérieure du crâne et sur les tempes ; mais il n'est pas nécessaire, pour entretenir la propreté de ces parties, d'exercer en les nettoyant une pression telle qu'on puisse nuire aux fonctions du cerveau. On peut et on doit nettoyer la tête avec ni plus ni moins de précautions que le visage. On lave bien les paupières sans crainte de crever les yeux, pourquoi ne laverait-on pas la tête avec les mêmes ménagements sans crainte d'atteindre le cerveau?

C'est parce que les nourrices négligent ces soins élémentaires de propreté qu'on voit se former sur la tête de beaucoup d'enfants cette espèce de calotte composée d'une couche plus ou moins épaisse de crasse ou de croûtes brunes, sèches, qui descendent parfois jusque sur le front. Cette malpropreté ne constitue point une maladie proprement dite, mais elle provoque des démangeaisons qui irritent l'enfant et le font pleurer sans qu'on puisse le consoler, parce qu'on ignore la cause de ses pleurs. Les cheveux ne sont point détruits par cette crasse, mais ils sont retardés dans leur pousse et leur développement. Enfin l'impétigo, qui fait cruellement souffrir les enfants et les rend presque repoussants, prend le plus souvent naissance dans cette source de malpropreté.

Il faut donc nettoyer la tête des enfants sans tenir compte de ce préjugé qui veut qu'on respecte les crasses laiteuses comme nécessaires à leur santé. Ce préjugé absurde, ridicule, n'a d'autre résultat que d'entretenir précieusement une couche de malpropreté toujours plus nuisible qu'utile.

Le nettoyage doit commencer dès les premiers jours après la naissance, et dans ce cas il suffit pour cela d'un peu d'eau tiède qu'on passe légèrement avec une éponge. Lorsque ces soins de propreté ont été négligés dès le début et que les croûtes sont déjà formées, on les frotte légèrement avec un linge chaud et on les enlève ensuite avec une brosse douce. Si ce procédé ne suffit pas, on graisse le soir la tête de l'enfant avec un peu d'huile d'amande douce ou, à défaut, avec de l'huile d'olive, et le lendemain on les enlève avec facilité.

CROUTES LAITEUSES

Les croûtes laiteuses ou gourmes se montrent ordinairement pendant les deux premières années. Tous les enfants indistinctement peuvent en être affectés: les enfants frais, roses, gras, bien portants, aussi bien que ceux qui sont maigres et malingres. Cependant les enfants blonds, à peau blanche et fine, y semblent plus particulièrement disposés.

Dans la forme la plus bénigne, qui est aussi la plus commune, l'éruption débute souvent sous la couche même de crasse qu'on a négligé d'enlever; d'autres fois, elle se montre tout à coup sûr un cuir chevelu très propre et sans cause apparente. Dans tous les cas, sa manifestation a lieu sans fièvre et les enfants n'en paraissent nullement incommodés; ils tettent comme d'habitude lorsqu'ils sont encore au sein; ils sont gais et jouent comme auparavant; à peine un léger prurit les porte à se gratter de temps en temps. L'affection occupe d'ordinaire le front et le cuir chevelu; mais elle gagne quelquefois les joues, les oreilles, le nez et le menton. Elle débute par une éruption sur la peau de petites vésicules remplies d'une humeur ichoreuse, blanche, jaune ou grisâtre, accompagnées d'un peu de rougeur et de démangeaison. Bientôt les vésicules se rompent, tantôt seules, tantôt sous l'action des ongles de l'enfant qui se gratte, le liquide qu'elles renferment s'épanche et se concrète de manière à former des écailles ou des croûtes plus ou moins abondantes, jaunes, rousses ou verdâtres. Ces croûtes sont toujours humides; elles répandent une odeur fade et nauséabonde, analogue à celle du fromage pourri. Elles sont très adhérentes à la peau, mais elles s'en détachent facilement quand on les traite par une substance grasse et onctueuse. On en prévient le retour par quelques petites purgations, par des lotions astringentes, et les enfants se trouvent ainsi débarrassés.

Mais les choses ne se passent pas toujours d'une façon aussi simple. Dans les cas plus graves, l'éruption est ordinairement précédée d'un peu de rougeur et de démangeaison à la peau. Le lendemain apparaît une série de petites pustules, réunies par groupes en nombre variable et plus ou moins rapprochées les unes des autres. Chaque groupe est formé par un grand nombre de pustules, serrées, tantôt distinctes, tantôt confondues ensemble. Pendant cette éruption, qui peut durer plusieurs jours, les démangeaisons augmentent considérablement et les enfants se grattent quelquefois avec une telle violence qu'ils déchirent la peau et font jaillir le sang. En même temps les pustules s'ouvrent et laissent échapper une humeur épaisse, jaunâtre, gluante, qui se concrète sur place et forme des croûtes jaunes, verdâtres ou noires quand le sang s'y trouve mélangé. Ces croûtes sont généralement assez épaisses, de forme très variée, tantôt séparées, tantôt réunies les unes aux autres ; leur couleur ordinaire est jaunâtre et semblable par son aspect à des fragments de miel épaissi au contact de l'air. Les surfaces qu'elles recouvrent sont rouges, humides, excoriées et le siège d'un suintement continuel. L'odeur qui s'en dégage est fade, nauséabonde, repoussante. Le caractère le plus remarquable est constitué par les démangeaisons toujours très vives qui portent les enfants à se gratter jusqu'à se déchirer la peau. La formation des croûtes n'empêche pas le suintement de continuer et l'humeur qui s'en dégage est tellement plastique que, sans des soins minutieux de propreté, elle agglutine les cheveux au point de ne former qu'une espèce de calotte qui, d'une seule pièce, recouvre tout le cuir chevelu.

Lorsque les croûtes tombent d'elles-mêmes ou qu'on les détache par des lotions et des cataplasmes émollients, on trouve les surfaces sous-jacentes légèrement rouges, recouvertes d'ulcérations superficielles au milieu desquelles on distingue de petites ouvertures béantes par où s'échappe un liquide épais, visqueux et fétide. Ce liquide se concrète de nouveau et se transforme en croûtes de même couleur et de même nature que les précédentes. La maladie peut se continuer ainsi pendant longtemps par la chute et la formation successives d'une série de ces concrétions croûteuses. Puis, après un temps variable, elles deviennent plus sèches, plus minces, elles tombent spontanément, et elles laissent alors à leur place une surface rouge, laquelle, devenant le siège d'une desquamation épidermique plus ou moins prolongée, pâlit peu à peu pour reprendre définitivement ensuite la couleur naturelle de la peau (HARDY).

Le cuir chevelu est le siège le plus ordinaire de cette affection ; mais elle s'étend souvent sur tout le visage et même sur d'autres parties du corps. On voit l'éruption gagner peu à peu les tempes, le front, les joues, le menton et plus particulièrement les oreilles. Sur ces parties découvertes, les pustules sont plus volumineuses que sur le cuir chevelu ; le liquide qui s'en échappe est aussi plus abondant ; les croûtes qui en résultent sont plus larges et les démangeaisons plus violentes. Si les croûtes tombent d'elles-mêmes ou si on les détache par des applications émollientes, elles laissent à découvert une surface rouge, tuméfiée, très enflammée, parsemée d'ouvertures béantes à travers lesquelles suinte un liquide gluant et d'une odeur nauséabonde. Il n'est pas rare, en pareil cas, d'observer sur la peau, principalement aux oreilles, des ulcérations et des éraillures quelquefois très douloureuses. C'est alors qu'on observe également l'engorgement des ganglions du cou, où il se forme parfois des abcès qu'on est obligé d'ouvrir avec le bistouri.

Lorsque la maladie ne dure pas longtemps, les cheveux restent intacts ; mais lorsqu'elle se prolonge et passe à l'état chronique, le cuir chevelu se dégarnit et quelquefois même assez rapidement. Cependant cette alopécie n'est pas définitive. Les follicules pileux participent à l'inflammation des téguments, mais ils ne sont pas détruits, et, à peine la maladie guérie, les cheveux repoussent. Ce qu'il y a de remarquable dans cette affection, c'est que dans les cas même les plus graves, alors que les enfants se déchirent jusqu'à faire ruisseler le sang, que la peau est couverte de croûtes épaisses et de déchirures profondes, la maladie guérit sans laisser la moindre cicatrice.

Causes. — Les croûtes de lait constituent une affection toute particulière à l'enfance. Sans doute on peut admettre que la malpropreté, le manque de soins et cette couche de crasse qu'on laisse sur la tête des enfants, peuvent être dans bien des cas le point de départ de cette éruption ; mais la cause principale réside dans le tempérament même des sujets. C'est ainsi qu'on l'observe tout particulièrement chez les enfants lymphatiques, à constitution molle,

avec prédominance de ce qu'on appelle un tempérament blanc ; autrefois on la considérait
comme un mode de dépuration favorable par
laquelle l'économie se débarrassait de l'excès
des humeurs. C'est sous l'influence de cette idée
que le public et la plupart des médecins étaient
portés à la respecter. Le travail de la dentition
semble favoriser le développement des croûtes ;
il en est de même d'un régime lacté trop abondant et quelquefois aussi d'une disposition particulière de la nourrice. C'est pour cela qu'il
suffit d'en changer dans certains cas pour arrêter la marche de la maladie. Enfin, cette affection étant, pour ainsi dire, l'expression de la
surabondance des fluides blancs pendant la
première enfance, et ces fluides tendant à disparaître de plus en plus à mesure que la vie se
développe, la maladie elle-même s'éteint peu à
peu par le seul effet du progrès de l'âge. Si
dans quelques cas il en reste des traces, c'est
qu'on se trouve en présence d'un tempérament
herpétique, et la nouvelle maladie qui succède
aux croûtes de lait prend alors tous les caractères d'une affection cutanée ordinaire, eczéma,
impétigo, lichen ou pityriasis.

Pronostic. — Les croûtes de lait ne sont pas
contagieuses et ne constituent pas en général une

maladie grave. Quelque repoussant qu'ait été l'aspect des petits malades et malgré les nombreuses déchirures faites par les ongles à la peau, l'affection guérit sans laisser de cicatrices. Au point de vue de la conservation des cheveux, elle n'exerce non plus aucune influence fâcheuse. Dans les cas où la tête se dégarnit, les cheveux repoussent après la guérison. Quant à la santé générale, elle n'en paraît nullement altérée dans le plus grand nombre des cas. Les enfants sont gais, jouent, mangent, et toutes leurs fonctions s'exécutent avec régularité. Cependant il n'en est pas de même lorsque l'éruption se développe sur des enfants chétifs, scrofuleux, épuisés par une mauvaise alimentation ou par des maladies antérieures; il n'est pas rare alors, dit Cazenave, de voir survenir des mouvements de fièvre continue, de l'insomnie, de la diarrhée, un amaigrissement rapide; enfin, les enfants succombent dans un état cachectique des plus prononcés.

Je n'oublierai jamais le cas d'une petite fille de deux ans auprès de laquelle je fus appelé un jour à donner mes soins. Le père et la mère, sans être très robustes, jouissaient cependant d'une bonne santé. L'enfant elle-même était bien constituée, déjà grande pour son âge, fort intelligente, mais douée d'un tempérament lymphatique. La mère l'avait nourrie pendant les premiers mois, puis elle avait terminé l'allaitement au moyen du biberon. Aucune maladie antérieure n'avait troublé les deux premières années d'existence de cette enfant. Je la trouvai dans son berceau la figure ensanglantée, les yeux caves et bordés de noir, les joues pâles et amaigries, et tous les traits exprimaient une vive souffrance. Elle avait les mains emprisonnées dans de gros bas de laine en forme de gants, et la tête enveloppée dans deux ou trois bonnets superposés.

La mère me raconta que la maladie avait commencé par des croûtes dans les cheveux; que ces croûtes, d'abord rares, s'étaient multipliées peu à peu et avaient fini par envahir tout le cuir chevelu, la partie postérieure du cou, les oreilles et une partie du front; que l'enfant, ne pouvant supporter les démangeaisons provoquées par cette éruption, se grattait avec les ongles au point de s'écorcher la peau et avec une violence telle qu'il était arrivé quelquefois aux parents d'être réveillés pendant la nuit par le craquement des croûtes que la petite fille arrachait et broyait avec ses doigts. C'était pour éviter ce genre d'accidents qu'on lui avait emmailloté les mains dans des bas de laine. La mère, quoique instruite, avait longtemps respecté ces croûtes, les croyant indispensables à la santé de sa fille. Ce n'est qu'au moment où elle l'avait vue alitée, ayant perdu l'appétit et le sommeil, qu'elle s'était décidée à la soigner. Pour cela, elle fabriquait, sur les conseils d'une vieille commère, des cataplasmes composés de lait, de gousses d'ail pilées et de sel marin. qu'elle appliquait tous les soirs sur la tête de l'enfant. A peine le cataplasme posé, la petite malade éprouvait un soulagement momentané dû à l'action émolliente du lait; mais, dès que le sel et les sucs de l'ail arrivaient au contact des surfaces ulcérées, il en résultait une douleur épouvantable, une cuisson semblable à celle que produirait un fer rouge sur la peau, et la petite martyre poussait des cris déchirants, cherchant à arracher tout ce qu'elle avait sur la tête. C'est ainsi qu'elle passait les nuits à se débattre jusqu'à ce que ses forces fussent complètement épuisées. C'est dans cet état d'affaissement général que je la trouvai lors de ma première visite. Elle avait de la fièvre, la langue sèche et une prostration voisine du coma. Je jugeai son état très grave.

Sur mon invitation, la mère lui découvrit la

tête. Aussitôt je fus saisi par une odeur infecte, repoussante, qu'exhalait un mélange indescriptible de croûtes noires, de lait caillé, de sang et de gousses d'ail, le tout collé ensemble et retenu par les cheveux. Au-dessous de cette calotte mobile suintait une humeur purulente, non moins infecte, qui ruisselait sur la figure et jusque sur les épaules de l'enfant. Enfin, pour comble de malpropreté, on voyait une fourmilière de petits animaux qui s'agitaient dans tous les sens. Autour du cou se trouvait un chapelet de ganglions tuméfiés, plus deux ou trois abcès que je ne jugeai pas à propos d'ouvrir encore. Le spectacle était navrant.

Je prescrivis de couper immédiatement les cheveux et de faire un nettoyage complet de la tête avec une éponge et une infusion tiède de feuilles de noyer : à l'intérieur, du bouillon, du vin de quinquina au malaga et quelques cuillerées de café noir, afin de relever les forces; mais tout fut inutile, l'enfant succomba pendant la nuit, épuisée par la souffrance et par la maladie.

Il est évident que cette petite fille ne serait pas morte si la mère, obéissant à ce préjugé populaire qui veut qu'on respecte les gourmes des enfants, n'avait pas négligé jusqu'au dernier moment de lui donner les soins nécessaires. Les exemples de cette nature sont heureusement fort rares comme résultat final ; mais ils sont encore très nombreux, au point de vue du préjugé, aussi bien dans les villes que dans les campagnes.

Traitement. — Dès que les croûtes se montrent sur la tête des enfants, la première chose à faire, c'est de couper les cheveux, afin de pouvoir soigner la maladie avec plus de facilité. On fait ensuite des lotions deux ou trois fois par jour avec de l'eau de son, d'amidon ou de racines de guimauve. Si ces lotions étaient insuffisantes pour détacher les croûtes, on les remplacerait par une application de compresses trempées dans les mêmes liquides.

Dans les cas où il existe des démangeaisons un peu vives, il est préférable d'employer des cataplasmes de farine de riz ou de fécule de pomme de terre. Un grand nombre de nourrices usent d'un moyen beaucoup plus simple que les précédents : elles font couler le lait de leur sein sur la tête des enfants. On ne saurait les blâmer d'utiliser ainsi un procédé que la nature a si bien mis à leur disposition. Le lait chaud est très doux et très émollient : il remplit toutes les conditions d'une excellente lotion ; mais il s'aigrit facilement et dans cet état il devient plus nuisible qu'utile. Aussi, lorsque les nourrices emploient ce moyen, il faut qu'elles aient grand soin de bien nettoyer la tête des enfants avec de l'eau tiède peu de temps après l'application du lait. La même observation doit s'appliquer à l'usage des corps gras, beurre, huiles ou pommades, dont on se sert très souvent et dont il faut faire disparaître rapidement les traces quelque temps après chaque onction. En règle générale, le lait et les corps gras devraient être réservés exclusivement pour les cas où les croûtes sont sèches ; mais, lorsqu'il y a du suintement avec fétidité des humeurs, il faut toujours avoir recours aux lotions ou aux cataplasmes émollients pour détacher les croûtes. Lorsque celles-ci sont tombées, il peut se présenter deux cas, ou bien les surfaces mises à nu sont sèches et plus ou moins rouges, ou bien elles sont enflammées, vives, saignantes et le siège d'un suintement plus ou moins abondant. Dans le premier cas, il suffit de continuer les lotions émollientes ou les cataplasmes de fécule pour amener une guérison rapide ; dans le second, il faut recourir à des lotions astringentes, après lesquelles on saupoudre abondamment les points ulcérés avec de l'amidon ou de la poudre de lycopode. Comme liquides astringents, on peut employer une solution de quinze à vingt grammes d'alun ou de sulfate de zinc par litre d'eau. On peut encore se servir d'une décoction de feuilles de noyer ou d'écorce de chêne. Mais, quel que soit le liquide employé, on doit répéter les lotions plusieurs fois par jour et d'autant plus souvent que le suintement est plus abondant. Chaque fois il faut bien nettoyer le cuir chevelu et tenir la tête des enfants dans un état d'excessive propreté.

Enfin, lorsque les démangeaisons sont très violentes et que tous les moyens précédents ne peuvent suffire à les calmer, on fait un léger lavage le matin, à midi et le soir au moyen d'une éponge imbibée de la mixture suivante chauffée au bain-marie :

Alcool......	10 grammes
Sublimé	20 centigr.
Emulsion d'amandes..........	250 grammes

Quelques instants après chaque lotion, on essuie doucement avec un linge fin et on saupoudre ensuite les surfaces malades avec de la poudre d'amidon.

Le traitement local doit être presque toujours accompagné d'un traitement général ou interne.

Celui-ci se compose d'abord d'un régime tonique lorsque les enfants sont d'âge à pouvoir le supporter. En outre, on leur donne matin et soir, avant de manger, une cuillerée de sirop antiscorbutique. Les laxatifs légers sont presque toujours utiles, mais ils sont indispensables lorsque la sécrétion séro-purulente du cuir chevelu présente une certaine abondance. On peut administrer chaque semaine une petite cuillerée de magnésie dans un peu de lait, ou bien une infusion théiforme de cinq à dix grammes (selon l'âge des enfants) de follicules de séné avec une pincée de fleurs de violettes. On peut sucrer cette tisane, que les enfants prennent avec une grande facilité.

Quelques personnes ont l'habitude de poser des vésicatoires sur les bras des enfants, dans l'intention de remplacer ainsi l'exhalation dépuratoire des gourmes. Ce moyen est plus souvent nuisible qu'utile, parce que la suppuration qui en résulte devient une cause nouvelle d'épuisement chez des enfants qui sont pour la plupart déjà faibles et délicats. Les vésicatoires ne sont réellement indiqués que dans les cas où la disparition subite de l'éruption coïnciderait avec le développement d'accidents généraux plus ou moins graves, ce qui est excessivement rare.

CHAPITRE VI

IMPÉTIGO

L'impétigo constitue la forme des gourmes la plus intense et la plus grave. En outre, il se montre non seulement pendant la première enfance, mais encore à un âge plus avancé. Comme les gourmes, il envahit le front, les joues, les oreilles et les autres parties du visage ; mais il forme des croûtes plus épaisses, plus dures, qu'on appelle *galons*, et qui occupent quelquefois toute la tête.

L'impétigo du cuir chevelu se divise en deux variétés : l'*impétigo larvé* et l'*impétiyo granulé*.

IMPÉTIGO LARVÉ. — *Description*. — Cette forme débute le plus ordinairement par une tache rouge plus ou moins étendue sur laquelle se développent rapidement un grand nombre de petites pustules vésiculaires, saillantes, acuminées, groupées et pressées les unes contre

les autres : ces amas de pustules ainsi rapprochées et souvent confondues sont désignés sous
la dénomination de pustules *psydraciées*. Leur
apparition est presque toujours accompagnée
de démangeaisons plus ou moins vives. Quelques
jours après l'éruption, et souvent le lendemain,
sous l'influence du grattage par les ongles, ces
pustules se rompent et donnent issue à un liquide plastique qui se convertit promptement
en larges croûtes molles et jaunâtres occupant
une plus ou moins grande partie de la tête. Ces
croûtes sont épaisses, anfractueuses et ressemblent par leur couleur et par leur aspect à des
fragments de miel épaissi au contact de l'air,
ce qui avait fait donner à cette maladie par Alibert le nom pittoresque de *melitagre flaves-
cente*. Quelquefois cependant elles ont une coloration brune qui tient à la présence d'une
certaine quantité de sang mélangé avec le produit de la sécrétion. Leur épaisseur peut être
augmentée considérablement par la concrétion
d'une nouvelle quantité de sérosité lorsque celle-
ci continue de s'écouler d'une façon incessante
et prolongée. Ces croûtes sont en général peu
adhérentes au cuir chevelu, mais elles agglutinent les cheveux sous forme de larges plaques
irrégulières du dessous desquelles s'échappe

une odeur fade et nauséabonde. Lorsqu'on les détache prématurément soit par le grattage, soit par des émollients, on met à nu des ulcérations superficielles saignantes et enflammées d'où s'écoule constamment le même liquide plastique, qui se concrète de nouveau en formant des croûtes de même couleur et de même aspect que les premières. Ces concrétions croûteuses peuvent tomber et se renouveler ainsi un grand nombre de fois, puis elles deviennent plus sèches, plus minces, se détachent d'elles-mêmes et laissent à leur place une surface de moins en moins rouge qui se couvre encore pendant quelque temps de poussière furfuracée et finit par reprendre peu à peu la couleur naturelle de la peau.

Ainsi, d'après ce qui précède, l'évolution complète de l'impétigo comprend trois périodes successives et parfaitement distinctes : une période initiale, ordinairement très courte, caractérisée par le développement des pustules ; une seconde période qui se prolonge pendant des semaines et des mois, constituée par une sécrétion séro-purulente se transformant en croûtes qui tombent et se renouvellent incessamment ; et enfin la période terminale pendant laquelle la peau subit une desquamation épidermique, constamment renouvelée, jusqu'à ce qu'elle reprenne son état normal.

Il ne faudrait pas croire cependant qu'une fois la maladie déclarée sur certains points du cuir chevelu toutes les pustules psydraciées subissent simultanément l'évolution régulière que je viens de signaler. Les unes ont une marche lente, les autres plus rapide, et souvent, à côté des croûtes déjà anciennes, on observe sur les confins de la partie malade de nouvelles pustules qui annoncent l'extension de la maladie. Il arrive même que les surfaces recouvertes de squames et en voie de guérison se couvrent tout à coup d'une nouvelle éruption pustuleuse et la maladie recommence ainsi une seconde évolution.

Chez certains sujets scrofuleux et chez ceux qui sont doués d'un tempérament fortement lymphatique, l'éruption impétigineuse peut n'être accompagnée d'aucun phénomène de réaction locale : il n'y a point de douleur, point de chaleur à la peau, à peine existe-t-il une légère démangeaison. A plus forte raison, en pareil cas, on n'observe aucun symptôme fébrile. Cependant le plus souvent les choses ne se passent pas ainsi. Au moment de l'éruption, les parties affectées sont le siège d'un sentiment

de chaleur plus ou moins vive, de cuisson et
même d'élancements assez aigus. Mais le phénomène le plus constant est une forte démangeaison qui porte les malades à se gratter et à
arracher les croûtes avant que les surfaces
ulcérées soient recouvertes d'un nouvel épiderme. Il n'est pas rare alors de constater un
léger mouvement fébrile précédé de quelques
frissons et accompagné d'une diminution de
l'appétit. Cependant tous ces symptômes ne
sont que passagers et la maladie suit son cours
sans déterminer aucun trouble sensible dans
l'état général de la santé. Il y a néanmoins une
exception à cette règle, c'est lorsqu'il survient
un engorgement inflammatoire des ganglions
cervicaux, qui deviennent le point de départ
d'abcès aigus ou chroniques.

IMPÉTIGO GRANULÉ. — *Description.* — L'impétigo
larvé n'affecte pas seulement le cuir chevelu,
il peut envahir le cou, les différentes parties du
visage et même tout le corps. La forme granulée, au contraire, ne s'observe exclusivement
qu'au cuir chevelu. Elle établit même son siège
de prédilection sur la partie postérieure et supérieure de la tête. L'éruption se fait sans fièvre.
Elle débute par un peu de chaleur et des déman-

geaisons à la peau. Bientôt apparaissent, disséminées sur le cuir chevelu, de petites pustules
blanchâtres et saillantes, tantôt isolées et tantôt
réunies, qui se rompent facilement et laissent
échapper un liquide blanc, jaunâtre, épais et
glutineux. Ce liquide colle d'abord les cheveux,
mais son caractère spécial consiste à se dessécher avec une extrême rapidité pour former des
croûtes brunes, dures, semblables à de la
manne desséchée et flétrie. Ces croûtes sont
peu volumineuses et disséminées de façon inégale sur les différentes parties du cuir chevelu
sous forme de grains ou granulations isolées,
ce qui a fait donner à la maladie le nom d'impétigo granulé. Comme les pustules, dit Cazenave, sont ordinairement traversées par un
cheveu, il arrive que celui-ci, en se dévelop-
pant, entraîne la petite croûte, qui s'éloigne
aussi du cuir chevelu, et, suspendue au poil,
flotte librement dans la chevelure, qui est salie
quelquefois par un nombre infini de ces granulations. Lorsque la maladie se prolonge, ces
croûtes se déssèchent et durcissent au point
d'acquérir la dureté et l'aspect des débris de
plâtre ou de vieux mortier tombé des murs. Au
milieu de cet amas de galons et de croûtes, les
cheveux, surtout lorsqu'ils sont longs, sont

souvent emmêlés les uns avec les autres, de manière à figurer un véritable feutrage ; ils sont agglutinés par une matière visqueuse et gluante qui paraît être le résultat d'une abondante sécrétion sébacée. C'est alors qu'on aperçoit une multitude de poux en mouvement et de lentes fortement attachées aux cheveux sous la forme de petits grains grisâtres et arrondis. En même temps s'exhale du cuir chevelu une odeur nauséabonde qui, dans quelques cas d'une extrême malpropreté, devient intolérable pour les personnes qui entourent le malade.

Marche. Durée. Terminaison. — La marche de l'impétigo est généralement lente et sa durée totale très variable. Dans les cas légers où l'éruption n'est constituée que par quelques pustules et par quelques croûtes disséminées et peu épaisses, la maladie peut disparaître après trois ou quatre semaines ; mais le plus ordinairement, même lorsqu'elle n'est pas grave, on la voit se prolonger pendant plusieurs mois. Chez les enfants scrofuleux et lymphatiques, la durée de l'impétigo n'a pas de bornes ; on le voit s'éterniser pendant plusieurs années avec des alternatives nombreuses d'amélioration et de recrudescence. Malgré cela, cette affection ne

produit pas l'alopécie. Il arrive souvent à la
vérité, lorsque les croûtes ont séjourné longtemps, que les cheveux tombent ; mais cette
chute n'est que momentanée, car ils repoussent
constamment. Cependant, lorsque des croûtes
volumineuses, adhérentes à la peau, se reproduisent plusieurs fois de suite sur un même
point, elles peuvent déterminer l'atrophie des
bulbes pileux et l'alopécie devient alors définitive ; mais ces dénudations sont tout à fait
exceptionnelles et toujours limitées en quelques
points du cuir chevelu. La règle générale, c'est
que les cheveux repoussent après la guérison
de la maladie.

Diagnostic. — Les symptômes de l'impétigo
sont tellement caractéristiques qu'il est impossible de les confondre avec aucune autre affection du cuir chevelu. Les deux seules maladies
qui offrent quelques points de ressemblance
avec l'impétigo sont l'eczéma et la teigne faveuse ; mais il suffit d'un peu d'attention pour
distinguer la première des deux autres. L'impétigo est constitué d'abord par des pustules
psydraciées et, presque aussitôt après l'apparition des pustules, par des croûtes épaisses couleur de miel ou un peu brunes. L'eczéma, au

contraire, est formé dès le début par des vésicules transparentes remplies d'un liquide clair
et opalin, et les croûtes qui lui succèdent tardivement sont plutôt des squames lamelleuses,
molles, minces, aplaties et moins colorées que
dans l'impétigo. L'étendue de l'éruption impétigineuse est habituellement moins grande,
la marche de la maladie est souvent plus rapide et la durée moins longue.

L'impétigo granulé emprunte à sa forme une
physionomie si particulière qu'il ne ressemble
à aucune autre maladie du cuir chevelu. Les
petites croûtes qui le caractérisent sont dures
comme des fragments de plâtre ou de mortier,
suspendues aux cheveux, et flottent pour ainsi
dire au milieu de la chevelure. Il n'y a aucune
analogie entre ces croûtes et les squames écail-
leuses de l'eczéma. Enfin l'odeur repoussante
et nauséabonde qui accompagne l'impétigo suffirait à elle seule pour le faire reconnaître.

Il est plus difficile quelquefois de distinguer
l'impétigo des vieilles croûtes de la teigne faveuse ; mais avec un peu d'attention on finit
toujours par découvrir dans celle-ci la dépression du centre creusé en forme de godet ; en
outre, les cheveux sont tombés en grande partie, et ceux qui restent sont secs, grisâtres et

lanugineux ; la tête exhale une odeur spéciale
de souris ; et enfin, dans les cas les plus difficiles, on peut recourir à l'examen microscopique, qui permet toujours de reconnaître la
présence ou l'absence des spores qui constituent le caractère essentiel de la teigne faveuse.

Pronostic. — L'impétigo du cuir chevelu
n'est jamais une maladie grave, dans ce sens
qu'il ne menace pas l'existence de ceux qui
en sont atteints ; mais c'est une affection désagréable à cause des inconvénients qu'elle présente et à cause même de sa longue durée. Les
cheveux, quand ils sont tombés pendant la
maladie, repoussent après la guérison, et les
seules traces qu'il en reste, ce sont les cicatrices des abcès ganglionnaires lorsqu'il y en a
eu et qu'on a été obligé de les ouvrir.

Causes. — L'impétigo se développe surtout
pendant la première et pendant la seconde
enfance. La cause la plus fréquente est l'absence
de soins de propreté, principalement lorsque
ces soins manquent chez des enfants scrofuleux
ou lymphatiques, qui y sont tout particulièrement prédisposés. Une alimentation insuffisante,
la misère, les mauvaises conditions hygiéniques
et, en un mot, tout ce qui peut altérer la santé

générale sont des causes qui peuvent amener l'explosion d'une éruption impétigineuse.

Traitement. — Tous les médecins sont d'accord pour combattre promptement, sans crainte d'accidents, la forme granulée de l'impétigo, qui d'ailleurs ne présente jamais aucune espèce de gravité. Sa ténacité même ne tient le plus souvent qu'au défaut de soins de propreté. Aussi, pour le faire disparaître, il faut commencer par couper les cheveux ras. On fait ensuite un lavage complet de la tête avec une décoction de cinquante grammes d'écorce de bois de panama dans un demi-litre d'eau. Si les croûtes résistent à ce lavage ou qu'elles se reproduisent, on les détache avec des lotions répétées d'eau de guimauve et, au besoin, avec des cataplasmes d'amidon ou de farine de graine de lin. Après quelques jours de ce traitement, lorsque l'irritation du cuir chevelu a complètement disparu, on remplace les lotions émollientes par des lotions alcalines, tout en entretenant par des lavages successifs à l'écorce de panama une excessive propreté de la tête. Les lotions alcalines dont on fait le plus fréquemment usage se composent d'une solution de dix grammes de carbonate de soude dans un litre d'eau, ou bien de vingt grammes de bicarbonate de soude également dans un litre d'eau. A ces moyens locaux on ajoute l'usage des bains simples et même des bains alcalins composés de cent cinquante à deux cents grammes de carbonate de soude pour chaque bain. Il est extrêmement rare que l'impétigo granulé résiste à ce traitement.

Le traitement de la seconde forme de l'impétigo, qui constitue l'impétigo proprement dit, soulève une question médicale des plus difficiles à résoudre. Les anciens médecins se faisaient crupule de guérir cette affection, dans la crainte de déterminer chez les enfants d'autres maladies beaucoup plus graves, et c'est évidemment l'écho de cette opinion répandue aujourd'hui dans le public qui veut qu'on respecte les gourmes des enfants : quelques médecins modernes proclament, au contraire, l'impunité absolue de cette guérison.

En présence de ces opinions tout à fait opposées, que faudra-t-il faire? Quelle sera la conduite à tenir? La réponse ne saurait être douteuse: il faut guérir. Mais, dans le traitement à suivre, on devra tenir compte, pour certains cas, de l'opinion des anciens, et ne pas supprimer brusquement un exutoire, salutaire peut-être, sans y suppléer par d'autres moyens. Il est parfaitement admissible, lorsque l'impétigo existe depuis longtemps et que l'économie est habituée à se débarrasser ainsi de certaines humeurs, il est parfaitement admissible, dis-je, que, si l'on supprime tout d'un coup ce flux devenu presque naturel, il peut en résulter une grande perturbation dans l'état général. Il faut donc guérir l'impétigo, mais avec précaution dans certains cas. Ainsi, lorsqu'on aura affaire à des enfants robustes, bien constitués, n'offrant aucun signe de scrofule ni de lymphatisme, la maladie étant d'ailleurs récente, on peut agir énergiquement et promptement sans éprouver la moindre crainte. Si, au contraire, on est en présence d'un enfant malingre, scrofuleux ou lymphatique, depuis longtemps malade, oh! alors, la prudence est de toute rigueur : il faudra, par des purgatifs très doux, fréquemment répétés, faire passer, pour ainsi dire, par le tube digestif l'excès des humeurs qui s'écoulaient par les ulcérations impétigineuses. Le traitement doit donc varier selon la constitution des sujets.

La première indication à remplir en présence d'une tête affectée d'impétigo, c'est de couper avec des ciseaux les cheveux aussi courts que possible, afin de pouvoir appliquer plus facilement sur le cuir chevelu les topiques locaux.

Après cette opération, il faut s'appliquer à combattre l'inflammation cutanée par des lotions émollientes. On se sert à cet effet d'une décoction de racines de guimauve, ou tout simplement de l'eau de son ou d'amidon, avec lesquelles on pratique plusieurs fois par jour des lotions tièdes. Il est même préférable de tremper dans ces liquides des compresses de linge fin et de les appliquer pendant quelques minutes sur le cuir chevelu. Si l'inflammation était vive et accompagnée de fortes démangeaisons, il vaudrait mieux remplacer les lotions par des cataplasmes de fécule de pommes de terre, de farine de riz ou d'amidon. On a soin d'appliquer ces cataplasmes entre deux mousselines, pour éviter qu'ils n'adhèrent aux cheveux, et on les laisse en place toute la nuit.

C'est dans la seconde période que se présente la plus grande difficulté du traitement : elle est relative à la conservation ou à l'ablation des croûtes. Plusieurs médecins, en tête desquels se trouve M. Bazin, pensent qu'on doit respecter les croûtes parce qu'elles servent de protection à la peau ulcérée, et qu'on doit les laisser tomber spontanément, en se contentant de les saupoudrer avec de l'amidon, de la poudre de riz, de lycopode ou avec d'autres poudres inertes.

M. Hardy, au contraire, avec son école, professe qu'il faut faire tomber les croûtes, et qu'en agissant ainsi on favorise la cicatrisation des ulcérations superficielles de la peau, et on hâte la guérison.

Pour concilier ces deux opinions contraires, il faut tenir compte de la constitution des malades, ainsi que je l'ai dit plus haut. D'ailleurs, M. Hardy lui-même reconnaît qu'il y a des cas où, lorsque les croûtes sont très épaisses et lorsqu'elles recouvrent des ulcérations assez profondes, les cataplasmes et les applications émollientes ne réussissent pas habituellement. « Il est préférable, dit-il, de respecter les croûtes, d'autant mieux que leur ablation est souvent une cause de douleurs vives. »

Ainsi, de l'avis général, on doit respecter les croûtes lorsqu'elles sont épaisses et qu'elles recouvrent des ulcérations profondes, c'est-à-dire lorsque la maladie existe depuis longtemps; il faut les respecter encore lorsqu'on a à traiter des enfants malingres, lymphatiques ou scrofuleux. Dans tous les autres cas, il faut faire tomber les croûtes et guérir promptement la maladie.

Le meilleur moyen de détacher les croûtes consiste dans l'emploi des lotions émollientes, des cataplasmes d'amidon ou de fécule de pommes de terre. On emploie également avec beaucoup de succès un bonnet de toile vulcanisée avec lequel on enveloppe la tête toute la nuit. En même temps que ces topiques externes, on administre à l'intérieur des tisanes amères et des purgatifs légers. Comme tisanes, on peut donner celles de gentiane, de centaurée, de colombo, de quassia ; et, comme purgatifs, dix à quinze grammes d'huile de ricin, une infusion de dix grammes de follicules de séné ou trente grammes de manne dissoute dans une tasse de lait. Ces purgatifs doivent être répétés une ou deux fois par semaine. Après la chute des croûtes, on remplace les lotions émollientes par des lotions astringentes ou légèrement alcalines, que l'on répète trois fois par jour. Ainsi, on peut commencer par une simple décoction de feuilles de noyer ; on prend ensuite une solution de vingt grammes de borax dans un litre d'eau, ou bien une solution de vingt grammes d'alun ou de sulfate de zinc, également dans un litre d'eau. Ces moyens suffisent généralement pour amener la guérison, mais, si elle se faisait trop attendre, il faudrait recourir à la préparation suivante :

```
Emulsion d'amandes..........  500 grammes
Sublimé.....................   25 centigr.
Alcool......................   q. s.
```

On fait des lotions trois fois par jour pendant un quart d'heure environ, et on essuie proprement la tête après chaque lotion. Il est bon de se servir d'un linge au lieu d'une éponge, celle-ci pouvant altérer par sa nature la composition du médicament qu'on emploie.

Tel est le traitement de l'impétigo chez les enfants sains et bien constitués. Il est pour ainsi dire exclusivement externe. Mais il n'en est pas de même dans le plus grand nombre de cas, surtout si l'on considère que cette affection se développe plus particulièrement chez des sujets anémiques, lymphatiques ou scrofuleux. C'est ici le cas de respecter les croûtes et de s'adresser directement à une médication interne et générale. Cependant, lorsque la tête exhale une mauvaise odeur, je conseille toujours, après avoir coupé les cheveux, de saupoudrer immédiatement les croûtes avec la poudre suivante, qui a pour but de les dessécher et surtout d'en détruire la fétidité :

Amidon pulvérisé	60	grammes.
Soufre lavé	20	—
Alun calciné	5	—
Carbonate de magnésie	10	—
Acide salicylique	6	—

Tous les jours on nettoie la tête aussi bien

que possible à l'aide d'une brosse et on y projette une nouvelle quantité de poudre.

Comme traitement interne, on doit s'adresser en premier lieu aux purgatifs, afin d'exercer une révulsion sur le tube intestinal et d'expulser par cette voie, ainsi que je l'ai dit plus haut, les humeurs en excès qui encombrent l'économie et qui se sont frayé une issue normale par le cuir chevelu. Mais, dans le choix des purgatifs, il ne faut pas perdre de vue qu'on a affaire à des sujets débilités, à des enfants malingres, maladifs, ayant peu ou point d'appétit et presque pas de forces; de sorte qu'étant dans la nécessité de revenir fréquemment aux purgations et celles-ci exerçant par elles-mêmes une action débilitante, si on emploie des purgatifs un peu trop énergiques, on risque de nuire au malade, alors qu'on se propose de lui être utile. Il faut donc éloigner les purgations massives et les remèdes violents.

A notre avis, le meilleur purgatif en pareil cas, pour les sujets débilités aussi bien que pour les enfants, est l'eau minérale de Châtelguyon. Cette eau a d'abord un immense avantage sur les autres eaux purgatives, c'est qu'étant peu chargée de principes salins elle n'a aucun goût et les malades l'absorbent aussi facilement que l'eau ordinaire, sans jamais se lasser ni manifester le moindre dégoût, ce qui permet d'en continuer longtemps l'usage. Mais sa véritable supériorité consiste dans ses effets toniques en même temps que purgatifs. Elle purge légèrement en augmentant les sécrétions folliculaires et glandulaires de l'intestin, et provoque ainsi des évacuations régulières sans secousses et sans coliques. En même temps que les voies digestives débarrassent ainsi l'économie de la surabondance des fluides, l'appétit augmente progressivement et les malades, qui éprouvaient auparavant de l'indifférence ou du dégoût pour toute espèce de nourriture, finissent par absorber des quantités notables d'aliments. On profite alors de leur appétit pour leur faire suivre un régime tonique et fortifiant en même temps qu'on leur administre des médicaments reconstituants, appropriés à leur état particulier.

L'eau de Châtelguyon n'a pas la même activité chez toutes les personnes qui en font usage; cela tient à la susceptibilité des sujets. Les uns éprouvent l'effet purgatif dès le premier jour; les autres, au contraire, ne l'éprouvent que le troisième ou le quatrième jour. C'est pour cela qu'on doit approprier les doses au tempérament et à la susceptibilité des malades. On commence généralement par un verre le matin, à jeun, et l'on va en augmentant d'un verre par jour jusqu'à ce que l'effet purgatif se produise. On continue alors le traitement à la même dose, et on la diminue au besoin, de façon à ne pas provoquer plus de deux ou trois selles par jour. En peu de temps on voit diminuer la sécrétion séro-purulente du cuir chevelu, les croûtes sèchent, se détachent naturellement et tombent pour ne plus se reproduire.

Ce traitement seul suffirait pour triompher de l'impétigo et reconstituer la santé des malades; nous ne conseillerions pas autre chose s'il était toujours possible de l'appliquer à la station thermale. Mais, dans les conditions ordinaires, ce traitement unique serait trop long; c'est pourquoi il importe d'y ajouter l'huile de foie de morue, à la dose de deux à quatre cuillerées à soupe tous les jours, lorsque les malades peuvent les supporter : dans le cas contraire, on administre, à la place de l'huile de morue, le sirop d'iodure de fer, le sirop antiscorbutique et enfin l'arséniate de soude ou l'arséniate de fer. L'arséniate de soude se donne à la dose de un à cinq milligrammes, l'arséniate de fer à la dose de un à cinq centigrammes par jour, en dissolution dans l'eau ou en pilules.

Pendant la troisième période de la maladie, c'est-à-dire lorsque les croûtes sont tombées, que la sécrétion séro-purulente est arrêtée, on diminue progressivement l'action purgative et on continue l'usage des toniques et des reconstituants. Enfin, pour consolider la guérison et prévenir les récidives, on peut faire une ou deux saisons aux stations sulfureuses d'Ax, de Luchon, de Barèges, Cauterets, Enghien, Amélie-les-Bains, etc. Cependant, si les malades étaient scrofuleux ou présentaient seulement quelques caractères de la scrofule, il faudrait choisir de préférence les eaux chlorurées-sodiques, et en première ligne celles de Royat, de Salins, de Salies-en-Béarn, de Creustnach, d'Ischlt.

CHAPITRE VII

ECZÉMA

L'eczéma du cuir chevelu se présente sous deux aspects différents : l'un, à forme humide; l'autre, à forme sèche ou squameuse. Le dernier est presque toujours la suite du premier; mais un caractère commun aux deux variétés, c'est leur ténacité et leur résistance opiniâtre à toute espèce de traitement.

Eczéma humide. — L'eczéma humide du cuir chevelu débute par une sensation de chaleur, de douleur et de très vive démangeaison à la peau. Bientôt après survient une éruption de vésicules ou de vésico-pustules, petites, acuminées, confluentes et agglomérées dans une étendue assez considérable; elles sont remplies d'une sérosité fluide et transparente. Au bout de quelques jours et souvent après quelques heures, ces vésicules se rompent tantôt spontanément, tantôt par l'effet du grattage, et donnent issue à un liquide abondant, visqueux et d'une odeur repoussante. Les cheveux en sont imprégnés; ils se collent et s'agglutinent de façon à rendre l'action du peigne très douloureuse et même impossible. Cependant l'humeur sécrétée se condense et se solidifie en forme de croûtes molles qui, enchevêtrées dans la masse des cheveux, figurent une espèce de casque ou de calotte recouvrant toute la tête et donnant lieu à cette odeur fétide et nauséabonde dont j'ai déjà parlé. En même temps existent sur différents points du cuir chevelu des démangeaisons plus ou moins vives; sur d'autres points, des douleurs lancinantes et ailleurs une véritable sensation de brûlure.

Si, par des lotions émollientes ou par l'application des cataplasmes, on fait tomber ces croûtes, on trouve le cuir chevelu rouge et enflammé : il se recouvre bientôt d'une nouvelle sécrétion morbide, et celle-ci ne tarde pas à reformer une seconde génération de croûtes. Ces dernières tombent à leur tour, mais après un temps plus ou moins court elles sont remplacées par d'autres et ainsi de suite : de sorte qu'avec ces alternatives de rémission et d'exacerbation la maladie peut se prolonger pendant un temps indéfini, surtout lorsque le malade n'est pas l'objet de grands soins de propreté ou que l'affection existe chez certaines femmes ayant beaucoup de cheveux, à la partie postérieure de la tête principalement. Enfin, par suite d'un traitement rationnel et quelquefois même par les seuls efforts de la nature, le suintement diminue peu à peu et finit par disparaître. Il se forme alors des squames larges et nombreuses qui tombent et se renouvellent fréquemment, mais elles deviennent de plus en plus petites et affectent la forme du pityriasis, dont je parlerai plus loin.

Dans cette variété de l'eczéma il n'est pas rare d'observer l'inflammation du tissu cellulaire sous-cutané sur tous les points où existe l'inflammation du derme. La peau se gonfle, se soulève et conserve l'empreinte du doigt qui la déprime. Ce symptôme même persiste alors que tous les autres ont disparu, et tant qu'il existe on doit continuer le traitement. Cette inflammation du tissu cellulaire détermine souvent l'engorgement des ganglions cervicaux et la formation de petits abcès.

Lorsque l'eczéma humide se prolonge longtemps, les cheveux s'altèrent. Ils perdent leur éclat, leur couleur naturelle, deviennent ternes, cassants et finissent par tomber; mais leur chute n'est point définitive et ils repoussent après la guérison de la maladie.

Eczéma sec ou squameux. — Cette forme n'a été décrite que par Cazenave ; les autres auteurs en font une variété du pityriasis. En voici la description telle que la donne Cazenave : « Dans certains cas, assez rares d'ailleurs, les lamelles de l'eczéma affectent, en se détachant, une disposition toute particulière, qui donne à l'éruption un cachet distinct. Les cheveux, collés par petits paquets, sont entourés d'un étui blanchâtre plus ou moins long, qui semble les prendre à leur sortie, et se continuer avec eux à mesure qu'ils se développent ; le cuir chevelu est ainsi parsemé de ces mèches, réunies à des hauteurs différentes par ces petites graines qui, devenant de plus en plus sèches, prenant une teinte de plus en plus blanche, impriment à la chevelure un aspect comme spécial. Enfin, il arrive le plus souvent que le liquide, peu abondant d'ailleurs, même dès l'origine, se tarit de bonne heure et se convertit en une foule de lamelles blanches, sèches, furfuracées, ne laissant apercevoir que par instants, et çà et là, des surfaces humides. Cette forme est souvent la terminaison de l'eczéma humide. »

Dans la forme sèche comme dans la forme humide de l'eczéma, les cheveux tombent ordinairement d'une façon régulière et uniforme pendant toute la durée de la maladie; mais, comme les bulbes pileux n'ont point été détruits, à peine l'affection cutanée guérie, les cheveux repoussent avec tous les caractères normaux chez les enfants, quelquefois un peu plus rares chez les adultes.

ECZÉMA DE LA BARBE. — Chez l'homme, l'eczéma envahit quelquefois les parties de la face couvertes de barbe. Dans ce cas, il occupe presque toujours la lèvre supérieure, très rarement la lèvre inférieure. Son évolution est la même que sur le cuir chevelu. Les croûtes agglutinent les poils les uns aux autres, et, lorsqu'elles se détachent, elles laissent après leur chute une surface rouge, douloureuse, ulcérée, d'où s'écoule un liquide séro-purulent qui se transforme immédiatement en nouvelles croûtes. Le traitement de cet eczéma est le même que celui des deux formes précédentes.

Causes. — L'eczéma du cuir chevelu peut se montrer à tout âge; cependant les cas les plus fréquents s'observent pendant la première et la seconde enfance. Il est plus fréquent chez la femme que chez l'homme, et cette fréquence est due à l'abondance et à la disposition des cheveux chez la première. Il débute quelquefois d'emblée, mais le plus souvent il n'est que l'extension d'un eczéma des parties voisines, des oreilles principalement ; ou bien il succède aux gourmes et revêt alors le caractère de ce qu'on a appelé eczéma impétigineux. Lorsque, sous cette forme, il est favorisé par les conditions d'un tempérament lymphatique ou scrofuleux, il peut se continuer jusqu'à la puberté et même au delà, soit que la maladie disparaisse tout à fait momentanément, pour reparaître à différents intervalles, soit qu'elle se continue pendant quelque temps aux oreilles ou sur tout autre point. En dehors de ces conditions qui constituent les causes les plus fréquentes, l'eczéma peut encore se développer sous l'influence d'une irritation quelconque du cuir chevelu, tantôt par la négligence des soins de propreté, tantôt par l'excès contraire chez des personnes qui tourmentent et tiraillent leurs cheveux, et irritent le cuir chevelu soit par l'action des instruments de toilette, soit par l'application de mauvais cosmétiques.

Diagnostic. — L'eczéma du cuir chevelu ne

peut être confondu qu'avec l'impétigo et le
pityriasis. Cependant, lorsqu'on voit de petites
squames blanches, amiantacées et irrégulière-
ment répandues çà et là sur la tête, lorsqu'on
peut constater l'existence de ces petits tubes
lamelleux qui enveloppent les cheveux par
petits paquets depuis la racine jusqu'à une certaine distance de leur sortie, il n'y a pas de doute
possible : on est en présence de l'eczéma
squameux. La forme humide est plus facile à
confondre avec l'impétigo ; mais elle s'en distingue par l'abondance et la fluidité plus
grandes du liquide sécrété. Celui-ci, outre
qu'il se concrète plus tardivement, ne forme
que des croûtes minces, lamelleuses, blanches et peu adhérentes, tandis que dans l'impétigo les croûtes sont larges, épaisses, ou
anfractueuses, de couleur jaune miel ou bru-
nâtres. Enfin, l'eczéma est caractérisé par des
vésicules remplies d'un liquide clair et transparent, tandis que dans l'impétigo ce sont de
véritables pustules remplies d'un liquide opaque,
épais et purulent.

Quant au pityriasis, il n'est jamais accompagné de sécrétion liquide, et les squames qui le
caractérisent sont plus petites et plus minces
que celles de l'eczéma ; elles se détachent faci-

lement sous l'action du peigne ou de la brosse et se répandent sur les vêtements sous forme de poussière farineuse.

Pronostic. — L'eczéma provoqué par le défaut de propreté ou par un excès contraire ne présente pas de gravité et guérit en général facilement ; mais il n'en est pas ainsi dans tous les autres cas, parce que l'existence même de l'eczéma dénote un vice de constitution, lymphatisme, scrofule ou herpétisme, qui expose à de fréquentes récidives et qu'il faut combattre par une médication interne longtemps prolongée. L'eczéma passe très souvent à l'état chronique et, sans jamais compromettre la vie, il est fréquemment accompagné d'accidents ou de complications qui la rendent désagréable. L'eczéma du cuir chevelu se complique assez souvent de furoncles autour du cou, ainsi que d'engorgement des ganglions cervicaux. Comme celui des autres parties du corps, il n'est pas rare qu'il coïncide avec des maux de gorge, des bronchites, des dyspepsies, des gastralgies, dont les attaques alternent habituellement avec des poussées de l'eczéma.

Traitement. — Le traitement de l'eczéma du cuir chevelu diffère peu de celui de l'eczéma ordinaire des autres parties du corps. Dès le début, et pendant la période inflammatoire, on s'efforce de calmer les rougeurs, la douleur, l'irritation et les démangeaisons par des lotions émollientes telles que l'eau de son ou d'amidon, les décoctions de guimauve ou de graine de lin. En même temps on administre à l'intérieur des tisanes rafraîchissantes comme la tisane d'orge, de chiendent, la limonade, l'orangeade, ou bien quelques boissons amères telles que la tisane de chicorée sauvage, la douce-amère, la saponaire, le houblon, etc. Lorsqu'il existe de la rougeur à la peau, du gonflement et de la douleur avec une vive sensation de chaleur, il est indispensable, pour calmer ces accidents, d'appliquer des cataplasmes de fécule de pommes de terre ou de farine de riz. On met le cataplasme entre deux plis de mousseline, afin d'éviter l'agglutination des cheveux. Il faut éviter d'employer la farine de lin, qui devient souvent nuisible à la peau par la fermentation qu'elle subit rapidement. Pendant cette première période, il faut proscrire également l'usage des pommades et des liquides irritants, qui ne font qu'aggraver la maladie.

La *seconde période* de l'eczéma est caractérisée par la rupture des vésicules et la sécrétion abondante d'un liquide séro-purulent qui se concrète pour former des squames ou des croûtes. C'est cette sécrétion morbide qu'il faut combattre par des dérivatifs et par des topiques locaux. « Le moyen dérivatif par excellence, dit M. Hardy, consiste dans l'administration de purgatifs répétés qui établissent un balancement favorable entre la sécrétion cutanée pathologique et la sécrétion intestinale. Pour arriver à un résultat heureux sans amener une inflammation intestinale, qu'on doit toujours craindre de l'usage de purgatifs répétés, on doit s'abstenir des drastiques et leur préférer les purgatifs doux, tels que la manne, l'huile de ricin, l'infusion de séné, les préparations de tamarin, de rhubarbe... Mais j'emploie encore de préférence les eaux minérales purgatives naturelles, bien moins chargées de principes salins que les eaux artificielles et qui irritent fort peu les voies digestives : je prescris habituellement les eaux de Friedrichshall, de Kissingen, de Marienbad, de Hombourg, à la dose de un à deux verres par jour, de manière à produire deux ou trois selles liquides, purgation suffisante quand elle est souvent renouvelée. Suivant l'intensité de l'inflammation cutanée et suivant l'abondance de la sécrétion,

ces purgatifs sont administrés tous les jours,
tous les deux jours, ou deux fois par semaine,
et on doit les éloigner à mesure que diminuent
les phénomènes que l'on veut combattre. »

On ne saurait indiquer d'une façon plus
claire et plus précise l'utilité et le mode d'emploi
des purgatifs dans le traitement de l'eczéma.
Nous n'avons qu'un reproche à faire à M. Hardy,
c'est de vouloir faire ingurgiter à ses malades
toutes les eaux minérales allemandes et d'oublier qu'il existe en France une source équiva-
lente, sinon supérieure, aux sources allemandes
qu'il énumère : c'est l'eau de Châtelguyon.
Ainsi que je l'ai dit dans le traitement de l'impétigo, l'eau de Châtelguyon, outre son action
légèrement purgative, possède encore des propriétés toniques qu'elle doit à la présence du
fer dans sa composition. Je conseille donc cette
eau de préférence aux eaux allemandes, qu'aujourd'hui d'ailleurs on ne trouve presque plus en
France dans le commerce des eaux minérales.

Quelquefois, lorsque le suintement du cuir
chevelu est très abondant, on ajoute aux purgatifs une tisane diurétique. C'est ainsi qu'on
prescrit la tisane de chiendent, de queues de
cerise, de pariétaire, etc., additionnée de quatre
grammes de nitrate de potasse par litre de

tisane. On donne encore à titre de dépuratif des tisanes amères, des infusions de pensée sauvage, de saponaire, de fumeterre, des décoctions de douce-amère, de salsepareille, d'orme pyramidal, etc; mais toutes ces substances ont bien peu d'effet et l'on peut facilement s'en passer.

En même temps qu'on administre le traitement interne, on cherche par des moyens locaux à diminuer l'inflammation cutanée, à débarrasser la peau des croûtes et des pellicules qui la recouvrent. Pour cela on emploie dès le début les lotions d'eau de guimauve, de son ou de fleurs de sureau ; mais, après quelques jours de traitement, il est mieux de se servir de lotions légèrement astringentes ou alcalines. On remplace alors l'eau de guimauve par l'eau de mélilot ou de feuilles de noyer, ou bien encore par une solution de huit à dix grammes de borax dans un litre d'eau. On peut encore, après avoir coupé les cheveux très ras, appliquer des cataplasmes de farine de riz ou de fécule de pommes de terre. On emploie ensuite avec beaucoup de succès la pommade suivante qu'on applique deux fois par jour :

Axonge......................	60 grammes
Huile de cade..............	10 —
Soufre lavé...............	4

Il arrive souvent pendant la deuxième période qu'il existe de telles démangeaisons que les malades en perdent le sommeil. On réussit à les calmer par des lotions faites avec une décoction de trente grammes de racines de guimauve et une ou deux têtes de pavot. Si ce moyen est insuffisant, on le remplace par des onctions avec le cérat opiacé, et enfin, dans les cas les plus rebelles, on fait des lotions plusieurs fois par jour avec le mélange suivant chauffé au bain-marie :

Emulsion d'amandes........	500 grammes
Sel ammoniac...............	1 gramme
Sublimé.....	1 —

Il est rare que les démangeaisons résistent à ces lotions, qui ont aussi pour résultat de sécher rapidement les surfaces ulcérées. Mais ce moyen n'a son plein succès que lorsque l'inflammation a complètement disparu.

Quand l'eczéma est arrivé à sa troisième période, c'est-à-dire lorsque l'inflammation a disparu, que la sécrétion morbide a cessé ou considérablement diminué et qu'il ne reste plus que des squames sèches ou furfuracées, il faut abandonner l'usage des émollients et des purgatifs pour s'adresser à un tout autre genre de médication. Et d'abord, comme la plupart des malades sont débilités, lymphatiques ou scrofuleux, on leur administre les reconstituants sous toutes les formes : huile de foie de morue, sirop antiscorbutique, sirop d'iodure de fer, vin de quinquina, vin de gentiane, nourriture composée principalement de viandes noires rôties et saignantes. Mais tous ces médicaments ne s'adressent qu'à la faiblesse générale de la constitution et nullement au principe dartreux. Contre ce dernier il n'y a qu'un médicament, un seul sur lequel on puisse compter sûrement, c'est l'arsenic. Mais, pour retirer du traitement arsenical tous les avantages qu'il peut donner, il est absolument indispensable de ne l'appliquer qu'à la troisième période, alors que tous les phénomènes aigus ont disparu et que la maladie commence à revêtir les signes de la chronicité. Dans tous les cas où l'arsenic est administré dès le début de l'éruption cutanée, il est plutôt nuisible qu'utile, parce qu'il exerce sur la peau une action irritante qui peut déterminer l'extension de la maladie ou de nouvelles poussées aiguës.

L'arsenic s'administre en pilules, en granules ou en dissolution dans l'eau.

Les pilules et les granules, quelque soin

qu'on apporte à leur préparation, ne contiennent pas tous la même dose d'arsenic, et, comme ce médicament est un poison énergique, il est de toute nécessité de pouvoir préciser les doses d'une façon en quelque sorte mathématique. C'est pour cette raison qu'on doit toujours choisir de préférence les solutions aqueuses aux pilules et aux granules. Les solutions le plus fréquemment employées sont:

1° La solution de Fowler (arséniate de potasse) à la dose de quatre à quinze gouttes dans un verre d'eau sucrée le matin, à jeun.

2° La solution de Pearson (arséniate de soude) à la dose de dix à trente gouttes, également dans un verre d'eau sucrée.

Comme on peut facilement se tromper en comptant les gouttes et qu'une erreur involontaire de cette nature pourrait entraîner des accidents, il est préférable d'adopter une préparation avec laquelle il n'est pas possible de se tromper ; telle est la solution suivante :

Arséniate de soude....... 10 centigrammes
Eau distillée............. 600 grammes

La préparation contient vingt cuillerées à soupe de liquide ; chaque cuillerée renferme donc mathématiquement un demi-centigramme d'a séniate de soude ; c'est la dose par laquelle on peut commencer le traitement arsénical. On prendra donc tous les matins, à jeun, une cuillerée à soupe de cette solution, seule ou dans un peu d'eau sucrée. Du quinzième au vingtième jour, on pourra facilement porter la dose à deux cuillerées chaque matin. Ce traitement doit être continué pendant trois ou quatre mois alors même que tous les accidents locaux et généraux auraient disparu. Car il ne faut pas perdre de vue que l'eczéma est une des affections dont les récidives sont le plus fréquentes, et on ne peut échapper à ce danger qu'en prolongeant longtemps le traitement. Cependant, autant pour empêcher la fatigue de l'estomac que pour éviter l'accumulation de l'arsenic dans les viscères, il est prudent de suspendre de temps en temps le traitement pendant sept à huit jours.

Quelques médecins, au lieu de donner l'arsenic à leurs malades sous forme de préparations pharmaceutiques, se contentent de leur prescrire l'eau de la Bourboule, de un à trois verres par jour, selon l'âge et le tempérament des sujets. Cette pratique est peut-être préférable à toute autre, mais elle a l'inconvénient de n'être pas à la portée de tout le monde. Les malades qui peuvent en faire usage en éprou-

vent toujours de bons résultats, surtout si, au
lieu de la prendre seulement comme boisson,
ils s'en servent pour faire des lotions et des
pulvérisations sur les parties affectées. Cependant le véritable traitement thermal doit se faire
à la station même, parce que là seulement l'eau
possède toute sa puissance de minéralisation et
de température. C'est à la Bourboule que se
rendent aujourd'hui tous les herpétiques, et
c'est là qu'on voit disparaître rapidement des
eczémas invétérés qu'aucun autre traitement
n'avait pu déraciner.

CHAPITRE VIII

PSORIASIS

Le psoriasis du cuir chevelu se présente sous forme de plaques squameuses, légèrement saillantes au-dessus du niveau de la peau, dures, plâtreuses, aplaties, d'un blanc argenté, plus ou moins étendues, irrégulières, et plus sèches que dans le psoriasis des autres parties du corps. Elles sont comme *craquelées* et cassées en une multitude de petits fragments séparés par des intervalles d'où s'échappe, en grande quantité, une poudre menue, blanchâtre, sèche et chatoyante. Lorsqu'il est limité au cuir chevelu, il ne présente pas les formes variées qu'il affecte dans les autres régions ; il a constamment la forme du psoriasis diffus, c'est-à-dire qu'il est constitué par de larges plaques irrégulières, à contours déchiquetés, tantôt isolées et tantôt rapprochées les unes des autres de manière à s'unir par leur circonférence. Cependant il est

assez rare qu'il occupe exclusivement le cuir
chevelu, et en pareil cas il dépasse toujours les
limites qui paraissent lui être alors assignées ;
il s'étend ordinairement de quelques millimètres
sur le front, sur les joues et sur les oreilles.

Le siège anatomique du psoriasis est l'épiderme, qui devient épais, squameux et se détache en abondance pour se reformer et retom-
ber encore pendant toute la durée de la maladie.

Description. — Les plaques du psoriasis présentent trois caractères distinctifs et constants
qui permettent toujours de reconnaître cette
affection. Ces caractères sont la couleur et la
disposition spéciale des squames, la coloration
rouge cuivrée de la peau, et l'épaississement
de cette membrane.

Les plaques du psoriasis sont larges, épaisses,
d'un blanc nacré ou argenté, et, vues en masse
à une certaine distance, elles ressemblent à des
gouttes de bougie. Elles ne sont jamais accom-
pagnés de sécrétion humide, comme dans l'eczéma et l'impétigo. Leur formation s'opère
d'une façon toute particulière, en forme de stra-
tification. Dès le début, les points affectés se
couvrent d'une première couche de squames
épidermiques, formant une plaque lamelleuse

uniforme, très adhérente à la peau. Au-dessous de cette couche il s'en produit bientôt une seconde, également très adhérente à la peau, mais moins adhérente à la couche qui lui devient superposée. Au-dessous de la deuxième couche il ne tarde pas de s'en former une troisième, puis une quatrième, et ainsi de suite pendant toute la durée de la maladie. Ainsi les plaques sont formées de plusieurs couches superposées et véritablement stratifiées. Les couches les plus profondes, c'est-à-dire les plus voisines de la peau, sont les plus adhérentes, et cette adhérence est telle que les malades font quelquefois jaillir le sang lorsqu'ils cherchent à les arracher avec les ongles. La desquamation commence naturellement par les couches les plus supérieures et dans certains cas elle est tellement abondante que les malades, quand ils se découvrent la tête, laissent tomber une véritable pluie de poussière furfuracée non seulement sur leurs vêtements, mais encore sur le sol tout autour d'eux.

Le second caractère distinctif du psoriasis est, avons-nous dit, la coloration rouge cuivrée de la peau. Cette coloration précède ordinairement l'éruption squameuse et prépare en quelque sorte le terrain sur lequel elle se développera. Après la formation des squames, elle persiste encore, mais elle n'est pas toujours facilement visible à cause de l'épaisseur des plaques. Cependant il est possible de l'apercevoir quand les couches squameuses sont encore minces, ou bien à travers les fentes et les interstices qui existent entre elles. Dans certains cas assez fréquents, cette teinte, rouge livide, circonscrit les plaques sporiasiques et forme tout autour une espèce de liséré plus ou moins large.

Quant à l'épaississement de la peau, il est tel qu'on voit les points malades former une espèce de bourrelet au-dessus des parties saines voisines. Il est dû à une espèce de gonflement produit par l'inflammation.

A côté des signes caractéristiques que je viens de décrire il en existe d'autres moins importants : tels sont un sentiment de chaleur et de fourmillement au cuir chevelu, mais principalement des démangeaisons, parfois tellement vives qu'elles empêchent les malades de dormir. Les plaques sont alors plus proéminentes, plus épaisses et souvent coupées par des fentes et des fissures douloureuses.

Ce qu'il y a de remarquable, c'est que les cheveux ne souffrent presque pas d'une éruption d'ordinaire très tenace. Ce n'est que dans les cas où la maladie est très intense et invétérée qu'on voit un certain nombre de cheveux grêles, cassés, arrachés et comme lanugineux ; et s'il arrive qu'il y ait dans certains points un peu d'alopécie, celle-ci n'est que passagère. Tous les cheveux tombés repoussent après la guérison.

La marche du psoriasis est essentiellement chronique. Abandonné à lui-même, il dure des mois, des années et quelquefois toute la vie. Sous l'influence d'un traitement rationnel, il disparaît, quelquefois même assez rapidement, mais c'est presque toujours pour reparaître à une époque plus ou moins rapprochée. Aussi les récidives sont-elles extrêmement fréquentes, et les médicaments deviennent d'autant moins efficaces que les récidives ont été plus nombreuses.

Causes. — La principale cause du psoriasis se trouve dans l'hérédité. Presque toujours, en effet, on observe cette affection chez des sujets dont les parents plus ou moins éloignés en ont été atteints. Et ce n'est pas toujours le psoriasis qu'on rencontre chez les ascendants, c'est tantôt l'eczéma, tantôt le lichen ou le pityriasis, ce qui prouve que ces différentes maladies

cutanées procèdent d'un principe commun, la
diathèse dartreuse, laquelle se manifeste sous
telle ou telle forme, selon les circonstances et
les dispositions particulières de l'individu. On
doit donc admettre en principe que le vice dartreux existe à l'état constitutionnel et que le
psoriaris n'est qu'un mode particulier de sa
manifestation. Seulement, contrairement à
l'eczéma et à l'impétigo, qui se développent
principalement chez les scrofuleux et les lymphatiques, le psoriasis attaque de préférence
les personnes bien portantes, à tempérament
sanguin, jouissant d'une constitution vigou-
reuse et de tous les attributs d'une santé floris-
sante. Les enfants et les vieillards en sont rarement atteints. C'est presque toujours entre
quinze et vingt ans qu'il fait sa première apparition chez l'un et l'autre sexe indistinctement. On
a remarqué que les changements de saison en
favorisaient le développement et que c'est surtout
au printemps et à l'automne qu'il se montre le
plus souvent. La négligence des soins de propreté ou l'excès contraire, c'est-à-dire le tiraillement des cheveux par les manœuvres trop
fréquentes de la toilette, l'application des
pommades rances, des liquides irritants sur le
cuir chevelu, sont autant de causes occasion-

nelles de psoriaris. Une nourriture trop succulente, l'abus du vin, des liqueurs et des boissons excitantes, les fatigues, les veilles prolongées, les chagrins, les émotions morales vives, les frayeurs, peuvent déterminer une explosion ou une récidive de psoriasis chez des personnes en qui le principe dartreux existe à l'état latent.

Diagnostic. — Le diagnostic du psoriasis est des plus faciles. Lorsqu'on peut constater l'existence de squames blanches nacrées, argentées, épaisses et imbriquées; la rougeur cuivrée, la sécheresse et le soulèvement de la peau, le doute n'est pas possible : ces symptômes n'appartiennent qu'au psoriasis.

Pronostic. — Le psoriasis n'est pas une affection grave en ce sens qu'elle ne peut compromettre la vie ni même altérer la santé générale du malade; mais il est relativement grave à cause de la résistance qu'il oppose au traitement et de la grande facilité des récidives. Au point de vue des cheveux, si quelquefois il en provoque la chûte, celle-ci n'est que passagère, et dans le plus grand nombre des cas il ne leur porte même aucune atteinte.

Traitement. — Dans la première période du

psoriasis, lorsqu'il est possible d'en constater l'existence, chose qui n'est pas toujours facile, il faut calmer les accidents locaux par des applications émollientes et de légers laxatifs, comme dans le traitement de l'impétigo et de l'eczéma. Mais lorsque la maladie est passée à l'état chronique, et c'est alors seulement qu'on s'en aperçoit dans le plus grand nombre de cas, il n'y a qu'un seul médicament à lui opposer : c'est l'arsenic. Celui-ci est en quelque sorte le spécifique du principe dartreux constitutionnel. On peut l'administrer de différentes façons, selon le goût et la tolérance de l'estomac des malades. On peut même changer plusieurs fois le mode d'administration pendant la durée du traitement, afin de ne pas rebuter les malades.

Voici les différentes préparations arsénicales les plus employées et dont on peut laisser le choix au malade :

1° L'eau minérale naturelle de la Bourboule, à la dose de un à trois verres par jour, en commençant par un verre le matin, à jeun, pendant huit jours. Du neuvième au quinzième jour on en prend deux verres, et à partir du seizième jour on en prend trois verres jusqu'au trentième jour. On se repose ensuite pendant douze à quinze jours, et on reprend ensuite le traitement en recommençant par la dose d'un verre, puis deux, puis trois, comme pendant le premier mois. On continue aussi pendant trois ou quatre mois, en ayant soin de mettre toujours un intervalle de repos de dix à quinze jours après chaque mois de traitement.

2° La solution de Pearson. On peut la prendre dans l'eau sucrée à la dose d'un, deux et trois grammes par jour, en commençant par un gramme et augmentant d'un gramme tous les huit à dix jours. Cette préparation est tolérée difficilement par quelques malades ; mieux vaut la prendre de la façon suivante :

        Solution de Pearson............ 6 grammes
        Sirop d'écorce d'orange amère.. 150   —

Un cuillerée à soupe pendant huit jours, puis deux, puis trois cuillerées.

3° La solution de Fowler. On la prend par cinq, dix et quinze gouttes dans de l'eau sucrée, en augmentant de cinq gouttes de dix en dix jours.

4° Les pilules asiatiques. On en prend une pendant les premiers quinze jours et deux pendant les quinze jours suivants. Il est prudent de ne point dépasser cette dose.

5° Les granules arsénicaux. Les uns contien-

nent de l'acide arsénieux, les autres de l'arséniate de soude. Ils sont généralement dosés à
un milligramme. On commence par trois granules et on porte le nombre jusqu'à dix, en
augmentant d'un granule tous les trois ou
quatre jours.

Comme les diverses préparations que je viens
d'indiquer, sauf l'eau de la Bourboule, ne présentent pas une précision toujours égale dans
le dosage de l'arsenic, je conseille de préférence la solution suivante comme étant à l'abri
de toute espèce de reproche :

       6° Arséniate de soude... .....   10 centigr.
          Eau distillée..............   400 grammes

Cette solution comprend vingt cuillérées à
bouche ; chaque cuillerée contient donc mathématiquement un demi-centigramme d'arséniate de soude : il n'y a pas d'erreur possible.
On prend cette solution à la dose d'une cuillerée à soupe le matin et au bout de quinze
jours on en prend deux cuillerées.

Quelle que soit la préparation choisie, il est
de la plus grande importance de suspendre le
traitement tous les trente jours, pendant une
dizaine de jours au moins et de le reprendre
ensuite en commençant par la même dose que

                                    11.

la première fois. Enfin, quand même la maladie disparaîtrait après un mois ou deux, il est indispensable de continuer le traitement pendant longtemps, afin d'éviter les récidives qui sont toujours à craindre. Il va sans dire que si, à un moment donné, il se manifestait quelques symptômes d'intoxication arsénicale, tels que diarrhée, constriction à la gorge, douleur d'estomac, perte d'appétit, il faudrait suspendre le traitement pour n'y revenir qu'après plusieurs jours de repos.

Malgré le traitement interne, qui suffirait à lui seul pour guérir la maladie, il est bon d'employer quelques remèdes locaux pour activer la guérison. Parmi ces derniers, les seuls qui aient une efficacité réelle sont le soufre, le goudron, l'huile de cade et les mercuriaux; mais, comme le goudron agit dans le même sens que l'huile de cade et avec moins d'activité, nous donnons toujours la préférence à l'huile de cade. Toutes ces substances s'emploient généralement sous forme de pommade. Voici quelques formules d'une incontestable utilité :

Vaseline......................	60 grammes
Huile de cade.................	10 —
Soufre sublimé...............	4 —

Nous avons uni le soufre à l'huile de cade pour augmenter l'activité de la pommade. La plupart de mes lectrices connaissent cette pommade qui compte déjà un grand nombre de succès, malheureusement elle a une odeur pénétrante qui ne permet pas à tout le monde d'en faire usage.

Quelques médecins combinent le soufre à l'iode de la manière suivante :

```
Iodure de soufre..............    2 grammes
Vaseline ...................   30     —
```

Cette pommade donne quelquefois de bons résultats, mais elle ne vaut pas les préparations suivantes à base mercurielle :

```
1° Protoiodure de mercure.......   1 gramme
   Vaseline ........ ..........   30     —

2° Biiodure de mercure..........   1 gramme
   Vaseline ..................   60     —
```

Quelle que soit la pommade employée, on fait des onctions le soir sur le cuir chevelu, et le matin on lave les surfaces malades avec une solution de 10 grammes de borax dans un litre d'eau tiède.

Il est rare qu'en suivant méthodiquement le

traitement que je viens d'exposer on n'arrive pas à obtenir la guérison du psoriasis. Le plus difficile c'est d'en empêcher les récidives. Pour cela, la plupart des auteurs, peut-être un peu par habitude, conseillent une ou deux saisons aux eaux sulfureuses de Barèges, de Luchon, d'Aix, d'Enghien, etc.; mais l'expérience a démontré depuis quelques années que la Bourboule est la seule station thermale sur laquelle on puisse compter. Cependant Cazenave, Hardy et plusieurs autres dermatologistes conseillent les eaux alcalines comme ayant donné les plus heureux résultats dans des cas de psoriasis graves, qui avaient résisté aux eaux sulfureuses les plus énergiques. Enfin, Bazin indique les eaux alcalines de Royat comme souveraines dans le psoriasis comme dans toutes les maladies dartreuses, lorsqu'elles affectent des sujets atteints d'arthritisme goutteux ou rhumatismal, lequel, dit-il, résiste à l'arsenic et ne cède qu'au traitement alcalin. On peut joindre à la catégorie des malades désignés par M. Bazin, ceux qui sont fréquemment atteints de névralgies et d'une susceptibilité nerveuse excessive.

CHAPITRE IX

PITYRIASIS

Le pityriasis est une des affections les plus fréquentes du cuir chevelu. Il était connu des Latins et des Grecs. Ceux-ci l'appelaient *Pituriasis*, mot dérivé de *Pituron*, qui signifie son; parce que le caractère principal de la maladie est la desquamation de l'épiderme qui se détache et tombe sous forme de son.

Le pityriasis est une inflammation du cuir chevelu, avec ou sans démangeaisons, caractérisée par une supersécrétion de la couche épidermique et par la chute rapide et abondante du produit de cette sécrétion, sous forme de pellicules grisâtres plus ou moins volumineuses.

Tous les auteurs qui se sont occupés spécialement des maladies de peau ont considéré, à tort selon nous, le pityriasis comme une affection très rebelle et presque incurable. La difficulté d'obtenir la guérison provient de ce que la maladie étant considérée comme légère, on néglige ordinairement de la soigner et, lorsqu'on s'y résigne, on ne la soigne que très rarement d'une façon continue, suspendant le traitement par intervalles toutes les fois qu'il se manifeste une amélioration.

M. Hardy considère le pityriasis comme une variété d'eczéma à sa dernière période, et il émet, pour se donner raison, cette singulière hypothèse que les deux premières périodes d'évolution de cet eczéma sont passées inaperçues pour le malade aussi bien que pour le médecin. Il y a une grande exagération dans cette manière de voir. S'il est vrai que le médecin est rarement consulté dès le début d'une affection aussi légère et qu'il n est pas ainsi mis en état d'en constater les premiers symptômes, il n'en est pas moins vrai qu'il y a des femmes très intelligentes, ayant grand soin de leur chevelure et qui, à un moment donné, voient leur tête se couvrir peu à peu de pellicules : elles en ignorent la cause, mais elles constatent chaque jour avec plus d'inquiétude et pour ainsi dire pas à pas les progrès de la maladie. Il est certain que ces personnes ne laisseraient pas passer inaperçus les premiers symptômes d'eczéma s'il en existait dès le début.

Cazenave considère le pityriasis comme une inflammation *chronique* du cuir chevelu. Or, toute inflammation, avant de passer à l'état chronique, doit nécessairement exister à l'état aigu. Il est évident que ces deux auteurs n'ont pas eu fréquemment l'occasion d'observer le pityriasis aigu à l'hôpital Saint-Louis. La population qui fréquente les hôpitaux n'a pas l'habitude de s'y présenter pour des affections aussi légères qu'un pityriasis à son début, et ceux qui vont consulter un médecin dans son cabinet n'y vont pas non plus pour quelques pellicules qu'ils voient apparaître dans les cheveux et dont ils espèrent se débarrasser facilement au moyen d'une pommade ou d'une lotion qu'ils demandent ordinairement à leur coiffeur. C'est là, croyons-nous, le manque d'observation, le défaut de distinction entre l'état aigu et l'état chronique, la véritable cause de l'obscurité, des erreurs et des contradictions qu'on rencontre dans les auteurs qui ont décrit le pityriasis. Ils considèrent tous cette affection comme chronique et cela s'explique par la raison que, la présence de quelques pellicules sur la tête n'étant pas regardée comme une maladie, les personnes qui en sont affectées s'adressent plutôt à un coiffeur qu'à un médecin spécialiste pour solliciter les moyens de les faire disparaître. Ce n'est que lorsque les eaux et les pommades du coiffeur ont échoué, que la maladie est déjà invétérée et que les cheveux commencent à tomber, qu'on se décide enfin à consulter un médecin. Celui-ci ne voit alors en réalité que l'état chronique et, comme, il ne peut le plus souvent en triompher qu'avec de grandes difficultés, il en conclut que le pityriasis est une affection chronique, rebelle à toute espèce de traitement. Et c'est la vérité dans le plus grand nombre de cas ; mais, si la maladie est soignée dès le début, elle cède presque tou-'ours avec une grande facilité.

Il y a donc une distinction capitale à établir entre l'état aigu et l'état chronique.

Pityriasis aigu. — Voici comment les choses se passent le plus souvent. Une femme, douée d'une splendide chevelure (ce sont celles-là qui ont le plus fréquemment des pellicules), passe un quart de son existence à en ajuster les tresses. Elle les crêpe, elle les frise, les pommade, les parfume, les peigne, les brosse, les tortille et les torture de mille façons, afin d'en faire mieux ressortir tous les avantages. Ces

manœuvres irritent le cuir chevelu, et cette irritation se traduit un beau jour par de légères
démangeaisons et par l'apparition de quelques
pellicules dans les cheveux. A cette vue, grande
émotion, et vite on redouble de zèle. Le peigne
fin et une brosse dure sont aussitôt mis en
œuvre pour bien nettoyer la tête. On râcle pour
ainsi dire le cuir chevelu, afin de tout enlever ;
mais sous l'influence de cette excitation nouvelle, les pellicules augmentent au lieu de
diminuer. Alors on invoque l'assistance du coiffeur et celui-ci intervient aussitôt avec son inévitable eau de quinine. Or, comme celle-ci
n'est qu'une solution de potasse ou de l'alcool
plus ou moins concentré, elle a pour résultat
immédiat d'augmenter la sécheresse et l'inflammation du cuir chevelu : c'est de l'huile
qu'on jette sur le feu dans l'intention de
l'éteindre. Aussi voit-on les démangeaisons
devenir de jour en jour plus intenses et, sous
l'influence du grattage avec les ongles, du
peigne fin et de l'eau de quinine, qui redoublent leurs ravages, cette malheureuse femme
ne peut plus se coiffer sans avoir les épaules
littéralement couvertes de pellicules comme
d'une couche de farine. En même temps, les cheveux, devenus secs et cassants, tombent par

poignées chaque fois qu'elle procède à sa toilette.

Un autre cas non moins fréquent de pityriaris se rencontre chez les femmes blondes ou fausses blondes : j'appelle fausses blondes les femmes brunes qui décolorent leurs cheveux pour paraître blondes.

La couleur blonde de la chevelure féminine a joui de tout temps d'une grande vogue ; si bien que les patriciennes de l'ancienne Rome, qui, comme les Italiennes de nos jours, ne brillaient pas précisément par des tresses dorées, empruntaient leurs perruques aux blondes filles de la Germanie. Aujourd'hui nos brunes sont plus heureuses que les vieilles matrones d'autrefois, elles peuvent se faire blondes sans emprunt ; mais pour cela il y a des précautions à prendre et c'est ce qu'elles ne font pas toujours. Donc, étant donné que la chevelure blonde est à la mode, toute jeune femme, vraie ou fausse blonde, fera tout son possible et au delà pour conserver la couleur favorite. Ses cheveux sont-ils secs et cassants, elle se gardera bien de les oindre avec un peu d'huile ou de pommade, parce que l'huile et la pommade fonceraient leur couleur : si la sécheresse est telle que la coiffure en soit rendue difficile, on les mouille simplement avec de l'eau, ce qui les assouplit

pour le moment et les rend un peu plus secs
ensuite. Lorsque les cheveux sont un peu gras
et humides, on se sert journellement pour les
laver d'une solution de potasse ou de soude, ou
bien d'un mélange d'eau et d'ammoniaque :
j'en ai vu plusieurs se servir de l'eau sédative
de Raspail, ce qui est encore pire. Si, sous l'influence de l'âge, d'une maladie accidentelle ou
d'une cause quelconque, la couleur tend à foncer
un peu vite, on a recours à des lavages avec de
l'eau étendue d'acide azotique, ou bien avec des
solutions concentrées de potasse et de soude.

La brune qui veut se faire blonde emploie
aujourd'hui l'eau oxygénée pour décolorer ses
cheveux. Lorsque l'opération est bien pratiquée
par une main habile, l'illusion est complète.
Mais pour maintenir cette couleur artificielle,
il faut de temps en temps répéter les lavages,
ne serait-ce que sur la racine des cheveux
qui poussent bruns. Or, l'eau oxygénée, sans
avoir rien de nuisible en elle-même, dessèche
le cuir chevelu et les cheveux, et, comme pour
conserver la couleur blonde, on ne veut employer ni huiles ni pommades, il arrive pour la
fausse blonde plus encore que pour la blonde
naturelle, que le cuir chevelu se trouve dans
un état constant de sécheresse et d'irritabilité.

Cet état se traduit bientôt par des démangeaisons et des pellicules qu'on cherche à combattre par des liquides incendiaires, tels que rhum, alcool, eau de quinine, teinture de cantharides, etc., qui ne font qu'augmenter l'irritation cutanée et déterminer rapidement la chûte des cheveux. C'est au moment où commence la chute des cheveux qu'on peut considérer la maladie comme passée à l'état chronique.

Pityriasis chronique. — Cette forme est caractérisée par une grande sécheresse de la peau, par des démangeaisons plus ou moins vives, par la formation et la chute incessante d'un grand nombre de pellicules, et enfin par la perte des cheveux qui peut aller jusqu'à l'alopécie. Lorsque la maladie dure depuis longtemps, les cheveux sont secs, grêles et cassants, à moitié décolorés. Il n'est pas rare de les voir tomber par poignées sous l'action du peigne, et cette dépilation est quelquefois si complète, que la chevelure autrefois la plus belle et la plus abondante ne peut plus suffire aux exigences de la coiffure. C'est principalement au sommet de la tête et aux lignes de séparation des cheveux, ce qu'on appelle les raies, que s'opère la plus grande dénudation. Heureusement que cette alopécie,

quelque étendue qu'elle puisse être, n'est jamais
définitive. L'inflammation étant toujours limitée
à la surface du derme, les bulbes pileux ne sont
point atteints et les cheveux repoussent après la
guérison. Il n'en résulte pas moins que cette
affection peut causer beaucoup d'ennuis et
même un véritable chagrin à certaines femmes
qui, habituellement parées d'une belle et abondante chevelure, se voient tout à coup privées
de cet ornement naturel.

La durée du pityriasis est illimitée : il peut
durer des mois, des années et quelquefois toute
la vie. Lorsque, sous l'influence du traitement
ou par les seuls efforts de la nature, il tend à
la guérison, le prurit diminue et cesse, les
squames deviennent de plus en plus petites
et moins abondantes ; les cheveux cessent de
tomber et ceux qui restent ou qui repoussent
apparaissent avec leur éclat, leur souplesse et
leurs qualités normales.

Causes. — Les causes du pityriasis ne sont
pas toutes connues ; mais, étant donné que cette
maladie est constituée par l'inflammation du
cuir chevelu, il est évident que toutes les causes
capables de déterminer cette inflammation pour-
ront développer l'affection qui nous occupe. En

première ligne, on doit placer les soins excessifs de la chevelure, l'abus des peignes fins, des brosses trop dures et particulièrement des cosmétiques. L'usage trop fréquent du peigne fin irrite la peau du crâne, soit par le tiraillement qu'il exerce sur la racine des cheveux, surtout quand ils sont épais et touffus, soit par le frottement qu'il opère à la surface du derme. L'action des brosses dures est à peu près la même. Mais, de toutes les causes, la plus fréquente et la plus réelle est certainement l'emploi des cosmétiques liquides ou en pommades, réputés infaillibles pour arrêter la chute des cheveux ou pour les faire repousser. Les eaux de quinine doivent être mises au premier rang. La plupart des teintures dites inoffensives et les régénérateurs des cheveux méritent le même reproche.

Traitement. — L'écueil contre lequel viennent échouer ordinairement les médecins inexpérimentés, c'est l'alopécie. Le malade n'est frappé que d'un symptôme, la perte des cheveux, et il transmet son impression au médecin, qui, voulant courir au plus pressé, sans se demander la cause de cette alopécie, s'adresse immédiatement aux moyens réputés les plus actifs pour les faire repousser. C'est ainsi qu'on prodigue dans ce but les lotions au rhum, les solutions excitantes, les pommades à l'extrait ou à la teinture de cantharides, à l'huile de croton ,etc... ,et tout cela ne fait qu'aggraver le mal au lieu de le guérir.

Le meilleur traitement, dès l'apparition des pellicules, consiste à se débarrasser d'abord et au plus vite de tout ce qui peut entretenir ou augmenter l'irritation du cuir chevelu, c'est-à-dire de toutes les pommades et de toutes les eaux destinées à arrêter la chute des cheveux et à les faire repousser. Il faut s'abstenir en même temps de l'usage du peigne fin, n'employer qu'une brosse fine et le peigne dit démêloir; éviter autant que possible de nouer les cheveux, de les serrer, de les tirailler et de les tourmenter d'aucune façon. Ces moyens qui sont pour ainsi dire négatifs suffisent souvent pour arrêtre un pityriasis au début, alors qu'il ne se traduit encore que par quelques squames aux points de séparation de la coiffure ou à la racine des cheveux.

Beaucoup de personnes, en pareil cas, emploient des lotions au rhum ou à l'eau-de-vie: c'est un contresens. Elles ne font qu'augmenter ainsi l'irritation du cuir chevelu, et par suite, la formation des pellicules et la perte des cheveux.

Lorsqu'il existe de la cuisson ou des démangeaisons, il faut faire plusieurs fois par jour des lotions émollientes sur le cuir chevelu avec une éponge imbibée d'une décoction de racines de guimauve, d'eau de son ou de fleur de sureau. En même temps il est bon d'oindre abondamment les cheveux et le cuir chevelu soit avec de la vaseline, soit avec de l'huile d'amande douce. A l'intérieur on administre des tisanes amères ou rafraîchissantes et au besoin quelques laxatifs pour entretenir la liberté du ventre. Si la maladie résiste à ces premiers moyens, on s'adresse alors aux pommades et aux lotions alcalines.

Une des meilleures pommades est celle que nous avons déjà formulée, au soufre et à l'huile de cade : on peut la parfumer de manière à en atténuer la mauvaise odeur et la préparer de la façon suivante :

Axonge ou vaseline............	60 grammes
Huile de cade.................	6 —
Soufre sublimé................	3 —
Essence de girofle............	5 gouttes
Essence de lavande...........	2 grammes

On fait des onctions légères tous les soirs en

se couchant, et le matin on nettoie la tête avec la solution qui suit :

Sous-borate de soude......... 10 grammes
Eau....................... 1 litre

Les personnes qui ne peuvent supporter l'odeur de l'huile de cade ou qui, à cause de leurs relations sociales, ne peuvent en faire usage, emploieront la pommade suivante :

Acide pyrogallique........ 50 centigrammes
Vaseline................. 50 grammes

M. Hardy conseille les applications d'acide nitrique soit en pommade (1 gramme d'acide sur 30 grammes d'axonge), soit en lotions (acide nitrique 1 gramme, eau distillée 100 grammes), comme faisant disparaître les pellicules et les démangeaisons ; mais ce traitement a l'inconvénient de rougir les cheveux et réussit moins bien que la pommade à l'huile de cade.

Dans les cas les plus rebelles on substitue les lotions mercurielles aux lotions alcalines. Ainsi, on peut employer la solution suivante à la dose d'une cuillerée à soupe dans un verre d'eau :

Eau de Cologne.............. 60 grammes
Eau distillée de rose........ 200 —
Sublimé................... 1 gramme

Lorsqu'il existe des démangeaisons, on les calme bien plus rapidement en employant l'eau chaude au lieu de l'employer froide. Enfin, si, après avoir appliqué pendant un certain temps le traitement que je viens d'indiquer, la maladie ne cédait pas, il faudrait recourir à l'usage de l'arsenic tel que je l'ai indiqué dans le traitement de l'eczéma et du psoriasis (voyez Eczéma et Psoriasis).

Comme complément du traitement, beaucoup de médecins conseillent les eaux sulfureuses d'Uriage, d'Aix en Savoie, de Barèges, de Luchon, de Loèche en Suisse. Toutes ces eaux sont d'une efficacité réelle, mais aucune d'elles ne possède la spécificité des eaux de la Bourboule, et c'est à celle-ci qu'on doit toujours donner la préférence.

Certains malades se décident volontiers à se débarrasser des cheveux, afin de mieux appliquer le traitement local. Cette pratique n'offre guère d'inconvénient pour les hommes; mais il n'en est pas de même pour les femmes, dont la chevelure demande deux ou trois ans pour reprendre sa longueur normale. C'est pour cette raison que je ne conseille jamais de la sacrifier. Quoi qu'il en soit, lorsqu'on se résigne à ce sacrifice, il faut couper les cheveux avec des ciseaux et ne jamais faire raser la tête, parce que le rasoir exerce une action très irritante.

Pityriasis de la barbe. — La pityriasis de la barbe est peut-être plus difficile à guérir que celui du cuir chevelu, mais le traitement est le même. On peut couper la barbe sans inconvénient, mais c'est encore avec les ciseaux et jamais avec le rasoir.

CHAPITRE X

ACNÉ SÉBACÉE

Ainsi que nous l'avons vu dans l'anatomie du cheveu, chaque bulbe pileux se trouve en rapport avec une ou deux glandes sébacées dont les fonctions consistent à sécréter un liquide spécial, oléagineux, destiné à lubrifier sans cesse les cheveux et le cuir chevelu : c'est une pommade ou plutôt une huile naturelle. Lorsque ces glandes fonctionnent régulièrement, physiologiquement, les cheveux sont toujours légèrement humectés, ce qui les rend moelleux, souples et brillants. Mais si, par une circonstance pathologique quelconque, cette sécrétion se trouve considérablement augmentée, elle donne lieu à une maladie désignée sous la dénomination d'*acné sébacée*, et il peut arriver deux cas : ou bien l'humeur sécrétée en excès reste à l'état fluide, et on a l'*acné sébacée fluente ;* ou bien cette humeur se concrète sous forme de croûtes et constitue alors l'*acné sébacée concrète*. Il y a donc deux formes d'acné sébacée.

Acné sébacée fluente. — Dans sa forme la plus simple, cette maladie se présente sous l'aspect d'une couche oléagineuse uniformément répandue sur le cuir chevelu et sur la racine des cheveux, qui sont constamment humides et graisseux. Lorsque la sécrétion est un peu plus abondante l'humeur s'étale et se répand sur toute la longueur des cheveux : elle les mouille, les colle et finit par les intriquer si des soins assidus ne s'opposent pas aux suites de cette agglutination. Lorsque la maladie existe depuis quelque temps, la peau semble un peu épaissie ou légèrement tuméfiée, mais elle ne présente ni rougeur ni inflammation ; elle n'est le siège ni de cuisson ni de démangeaisons. Lorsqu'on l'examine attentivement à l'aide d'une forte loupe, on voit les orifices des conduits sébacés élargis, béants et donnant issue à une petite gouttelette de matière huileuse, qui ne laisse aucun doute sur l'origine de la maladie.

L'acné sébacée fluente n'exerce aucune influence sur la santé générale ; mais elle offre de grands inconvénients au point de vue de la con-

12.

servation des cheveux. Cette supersécrétion
d'humeur grasse entretient constamment l'humidité sur la tête ; elle retient facilement la
poussière, les débris épidermiques et en général
tous les corps étrangers mis en contact avec les
cheveux soit accidentellement, soit pendant les
manœuvres de la toilette. Il en résulte une
couche de crasse plus ou moins épaisse dont
on a beaucoup de mal à se débarrasser. Les
cheveux sont toujours plus ou moins collés,
agglutinés, de manière à former un obstacle à
la pénétration de l'air et à empêcher ainsi l'aération indispensable à la santé du cuir chevelu ;
l'évaporation de la sueur ne peut avoir lieu, et
les différents produits de cette sécrétion n'étant
point éliminés comme d'ordinaire, augmentent
encore l'action nuisible de la maladie. Tout cet
amas de matières grasses, poisseuses, malpropres, à odeur fade, qui baignent constamment
la racine des cheveux, finissent par la pourrir
en quelque sorte ; de manière qu'après un certain temps plus ou moins long, les poils sont
flasques, moux, sans aucune vigueur, et se
détachent tantôt seuls sous l'influence du peigne,
tantôt par la plus légère traction sans que leur
avulsion provoque la moindre douleur. Ils tombent sans vie comme un vieil arbre dont le

temps a rongé les racines. L'alopécie se produit peu à peu et d'une façon uniforme sur toute l'étendue du cuir chevelu. Cette alopécie est grave, parce que, les bulbes pileux ayant été détruits, les cheveux ne repoussent plus.

La marche de l'acné fluente est essentiellement chronique. Abandonnée à elle-même, elle peut durer indéfiniment ; soumise à un traitement énergique, elle offre une grande résistance. Quelquefois elle est le point de départ de l'acné concrète, qui vient la compliquer ou la remplacer.

Causes. — La cause principale de l'acné fluente est une prédisposition particulière du cuir chevelu qui fait que sous l'influence d'un agent provocateur quelconque cette affection se développe de préférence à toute autre. La cause occasionnelle la plus fréquente est sans contredit l'abus des cosmétiques gras, huiles et pommades qui agissent de deux façons différentes. D'abord par leur présence souvent inutile et superflue, et puis par leur état de rancidité. Je dois signaler encore tout particulièrement certaines teintures qui contiennent cinquante pour cent de glycérine et une grande quantité de soufre pulvérisé. Ces teintures poissent les che-

veux, les collent, les agglutinent et en forment
une espèce de calotte qui enveloppe tout le
crâne, retenant sous ses mailles une grande
quantité de poussière sulfureuse et tous les produits de la sécrétion cutanée.

ACNÉ SÉBACÉE CONCRÈTE. — Cette variété est
constituée comme la précédente par une hyper-
sécrétion de la matière grasse sébacée qui, au
lieu de se répandre uniformément en état liquide sur le cuir chevelu, se concrète et durcit
au contact de l'air. Elle forme de petites croûtes
molles, de couleur jaune verdâtre et quelquefois noire, très adhérentes, et si peu saillantes
que leur présence est à peine sensible au toucher. Elles ont une forme irrégulière et sont
inégalement réparties sur les différents points
de la tête. Lorsqu'on les enlève avec l'extrémité
des ongles ou avec le peigne fin, on peut les
rouler sous le doigt comme des boulettes de cire
jaune, et à leur place on aperçoit le cuir chevelu légèrement rouge, sans douleur ni démangeaisons : à peine s'il existe quelquefois un peu
de prurit. C'est l'absence même de ces derniers
symptômes qui fait que la maladie passe souvent inaperçue. On ne la découvre qu'au moment où commence la chute des cheveux; car

l'alopécie est toujours la conséquence de l'acné concrète. On conçoit facilement, en effet, que des croûtes si fortement adhérentes à la peau et qui restent longtemps à la même place s'opposent d'abord au développement des cheveux qu'elles font tomber, finissent par atrophier le bulbe et déterminent ainsi une calvitie définitive.

Dans quelques cas, l'acné sébacée ne se borne pas seulement au cuir chevelu : elle envahit les sourcils, qu'elle dégarnit rapidement, et même les paupières, où elle ne tarde pas de provoquer la chute des cils.

Causes. — L'acné concrète reconnaît les mêmes causes que l'acné fluente. Comme celle-ci, elle est commune à tous les âges et aux deux sexes ; mais on les rencontre l'une et l'autre beaucoup plus souvent chez la femme, à cause de l'abondance de la chevelure et des soins qu'elle exige, et à cause aussi, il faut bien le dire, de la quantité de cosmétiques qu'elle emploie d'une façon inconsidérée.

Diagnostic. — L'acné fluente est tellement bien caractérisée par l'abondance de la sécrétion huileuse, qu'elle ne peut être confondue avec aucune autre maladie. Le diagnostic de l'acné

concrète est également facile si l'on observe
que la croûte est onctueuse, malléable sous le
doigt ; qu'elle recouvre une surface unie, recouverte de son épiderme et non ulcérée, mais
présentant l'orifice béant des follicules sébacés.
On la distinguera de l'impétigo et de l'eczéma
en ce que, dans ces deux maladies, les croûtes
sont sèches, dures et cassantes ; qu'on ne les détache que difficilement et qu'elles recouvrent
une peau suintante, rouge, enflammée et souvent
ulcérée. On peut confondre l'acné concrète avec
le pityriasis, à cause de la perte des cheveux
que provoquent également ces deux affections.
L'erreur serait funeste à cause du traitement
qui est absolument opposé dans l'un et l'autre
cas. Le pityriasis est caractérisé par une grande
sécheresse du cuir chevelu, par une abondance
remarquable de squames petites, sèches et qui
tombent incessamment sous forme de son ;
enfin par la nature des cheveux qui sont secs,
grêles et cassants ; dans l'acné sébacée, au contraire, les cheveux sont constamment gras et humides, comme couverts de pommade ; le cuir
chevelu est couvert comme de taches de cire,
taches qu'on peut facilement enlever avec
l'ongle et rouler en forme de boulettes.

Traitement. — Le traitement est le même

pour les deux variétés d'acné. La première
indication à remplir, c'est d'entretenir la propreté du cuir chevelu par de fréquents lavages
à l'eau de savon ou avec l'écorce de bois de
panama. On coupe 100 grammes d'écorce de
panama en menus morceaux, on les fait macérer pendant huit jours dans un demi-litre d'alcool à 60°, on filtre la liqueur et on s'en sert au
moyen d'une petite éponge et d'une brosse pour
nettoyer le cuir chevelu tous les huit à dix jours.
Ce moyen est préférable à tous les autres. Dans
l'intervalle des lavages, on fait des lotions plusieurs fois par jour avec des liquides alcalins
ou astringents. Parmi les premiers, on emploie
principalement le carbonate de soude, ou le
borate de soude à la dose de quinze à vingt
grammes par litre d'eau. On emploie encore
un mélange de quatre à cinq grammes d'ammoniaque par litre d'eau. Ces lotions se pratiquent
habituellement le matin et le soir. Comme
lotions astringentes, on peut se servir d'une
solution de quinze à vingt-cinq grammes d'alun
dans un litre d'eau; mais il est, croyons-nous,
préférable d'employer le mélange suivant:

Sulfate de zinc................	5	grammes
Acétate de plomb.............	5	—
Eau.........................	500	—

Il faut toujours préférer les lotions aux pommades à cause de l'état huileux du cuir chevelu, qui serait encore augmenté par des onctions avec des corps gras.

Si les moyens que je viens d'indiquer sont insuffisants, il faut recourir aux lotions mercurielles dont la suivante est une des plus simples :

Alcool....................	20 grammes
Sublimé..................	1 gramme
Eau distillée.............	100 grammes

On verse une cuillerée à café de cette solution dans un verre d'eau tiède avec laquelle on pratique les lotions. Enfin, pour activer le traitement ou pour le terminer, on peut ajouter des douches alcalines ou sulfureuses; mais en même temps que ces dernières il ne faudrait pas faire des lotions mercurielles qui auraient l'inconvénient de noircir la peau.

CHAPITRE XI

MALADIES CONTAGIEUSES

Jusqu'ici les diverses affections du cuir chevelu que nous avons étudiées ne sont pas susceptibles de se transmettre par contact d'une personne à une autre. En outre, si elles déterminent la chute des cheveux, cette alopécie n'est point définitive et les cheveux repoussent après la guérison. Tels sont les deux principaux caractères qui s'appliquent à toutes les affections dont nous avons parlé jusqu'à présent. Mais il en est d'autres qui se distinguent par les deux caractères opposés, c'est-à-dire qu'elles se transmettent par contact d'individu à individu, et qu'elles provoquent, lorsqu'elles ne sont point arrêtées à temps, une calvitie tout à fait incurable. Le signe distinctif de ces diverses affections est la présence d'un parasite micros-

copique, un microbe, comme on dit aujourd'hui,
qui détruit la racine du cheveu et constitue
le principe de la contagion. Le groupe des maladies parasitaires et contagieuses comprend la
teigne faveuse, l'*herpès tonsurant* et la *pelade*.

TEIGNE FAVEUSE OU FAVUS

La *teigne faveuse* est plus particulièrement
désignée par le public sous le nom de *teigne*. Les
auteurs y ont ajouté l'épithète *faveuse* à cause
de la ressemblance des croûtes qui la caractérisent avec les rayons de miel, qu'on appelle
en latin *favus*.

Cette affection est très ancienne; cependant
elle paraît avoir été ignorée des médecins grecs
et latins, qui l'ont confondue avec les autres
maladies éruptives du cuir chevelu. Ce sont
les médecins arabes qui, les premiers, l'ont
décrite comme une maladie distincte. Plus tard,
les dermatologistes anglais et français en donnèrent tous des descriptions fort exactes, sans
pouvoir préciser la nature de la maladie et en
indiquer le traitement rationnel. Ce ne fut qu'en
1839 que le professeur allemand Schœnlein,
en faisant l'examen microscopique des croûtes,
y découvrit la présence d'un végétal particu-

lier auquel il donna le nom d'*oïdium*, nom qui plus tard fut changé en celui d'*achorion de Schœhnlein*, en souvenir de celui qui l'avait découvert. Cette découverte fut bientôt connue et confirmée par les médecins français. Ceux-ci étudièrent à leur tour et d'une façon plus complète l'évolution du cryptogame, et grâce aux travaux de M. Bazin on sut que le parasite de la teigne résidait non seulement dans les croûtes, mais encore dans la racine et jusque dans la texture du cheveu ; que ce parasite était bien la cause et l'unique cause du favus, et que le seul traitement rationnel consistait dans l'emploi des agents antiparasitaires.

Ainsi cette maladie repoussante, qu'on a regardée pendant des siècles comme incurable, qui faisait éloigner de la société comme des lépreux tous ceux qui en étaient atteints, est devenue aujourd'hui, grâce aux découvertes du microscope, l'une des plus intéressantes à étudier et des plus faciles à guérir, avec des soins convenables.

Symptômes. — La teigne faveuse débute ordinairement par quelques démangeaisons accompagnées d'un peu de rougeur sur différents points du cuir chevelu. Bientôt apparaissent de toutes petites tâches jaunes, ayant une dépression centrale au milieu de laquelle se trouve un cheveu. Ces tâches augmentent chaque jour en étendue et en épaisseur, en soulevant l'épiderme au-dessous duquel elles sont situées; de sorte qu'au bout de quinze à vingt jours on aperçoit de véritables croûtes jaunâtres, sèches, arrondies, creusées en forme de godet, ayant un cheveu à leur centre et quelquefois deux ou trois qui en traversent obliquement les bords. Ces croûtes sont très adhérentes, et, si on les détache avec précaution, on constate sur la peau une empreinte égale à la croûte comme forme et comme étendue. Par suite de leur accroissement constant, les croûtes finissent par rompre la couche épidermique qui les enserre et alors elles tombent réduites en poussière; d'autres fois elles sont détruites par le grattage avec les ongles ou par le frottement; mais elles sont bientôt remplacées par de nouvelles qui se forment et qui se développent dans les mêmes conditions que les premières.

Lorsque les croûtes sont isolées et éloignées les unes des autres, on dit que le favus est disséminé ou *urcéolaire;* mais, dans certains cas, elles sont plus rapprochées et, par suite de leur extension réciproque, elles finissent par se toucher et se joindre, de façon à former de larges plaques plus ou moins circonscrites. La maladie prend alors le nom de *teigne faveuse scutiforme*, à cause de la ressemblance plus ou moins exacte de cette masse de croûtes avec un bouclier. Enfin, on l'appelle *squameuse*, lorsque les croûtes déjà vieilles ont perdu leur couleur et leur forme, et qu'elles tombent sous forme de poussière ou s'attachent en partie aux cheveux comme des grains de plâtre ou de vieux mortier. Les cheveux sont secs, décolorés, lanugineux, ternes et cassants. Au premier coup d'œil on voit que les cheveux sont malades. Cette altération est due à la pénétration du cryptogame dans le tissu même du cheveu qu'il désorganise. L'état de sécheresse est l'effet de la suppression de l'humeur sébacée dont les follicules générateurs ont été détruits par le champignon parasitaire. Enfin, la tête exhale une odeur fade, nauséabonde et repoussante.

Examen microscopique. — Si l'on prend une petite parcelle de croûte ou de poussière faveuse, qu'on la délaye dans quelques gouttes d'eau distillée ou de glycérine, et qu'on la présente ensuite sur une lame de verre sous le champ du microscope, à un grossissement de trois à cinq cents diamètres, on aperçoit, au milieu d'un grand nombre de granulations amorphes, toutes

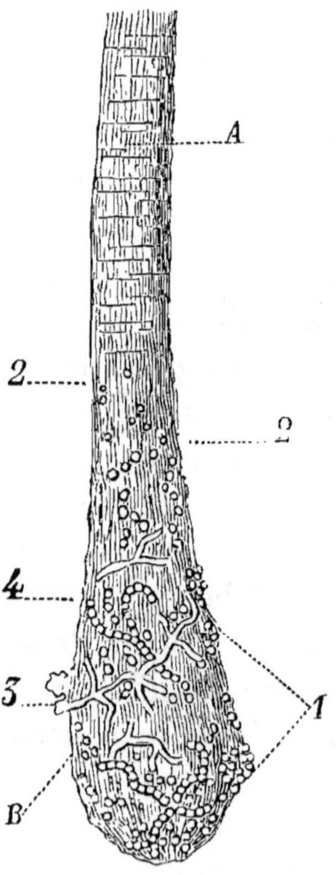

Fig. 75. — Représentant un cheveu atteint de favus.

A. Tige du cheveu. — B. Bulbe.
1. Spores réunies par groupes. — 2-2. Spores et sporules isolées. — 3-3. Mycélium. — 4-4. Spores en chapelet et tubes sporophores.

les parties dont se compose le végétal parasite,

savoir : les spores ou sporules, le mycélium et
les tubes sporophores. 1° Les spores se présentent sous forme de corpuscules arrondis, sphériques ou ovoïdes, ayant l'apparence d'un qua-
drilatère ou d'un triangle à angles coupés. Elles
sont tantôt isolées, tantôt réunies bout à bout
en forme de chapelet. 2° Le mycélium est constitué par l'agglomération d'un plus ou moins
grand nombre de tubes cylindriques, flexueux,
simples ou ramifiés, ni cloisonnés ni articulés.
Ces tubes sont vides ou contiennent quelques
granulations moléculaires. 3° Les sporophores
sont également des tubes comme les précédents; mais ils sont presque droits, plus volumineux et contiennent dans leur intérieur des
spores de différentes dimensions. L'achorion de
Schœnlein appartient à la tribu des oïdiées.

Lorsqu'on prend au hasard un fragment de
croûte ou un peu de poussière favique et qu'on
l'examine au microscope, ainsi que nous venons
de le dire, on ne rencontre pas toujours réunis
les trois éléments qui constituent le végétal, on
est obligé de faire quelquefois plusieurs préparations, parce que le plus souvent on n'observe
que des spores sans tubes, et les spores sont
alors en très grande quantité. Enfin, au lieu
d'observer les fragments du favus, on peut faire

porter l'examen microscopique sur la racine d'un cheveu provenant de la partie atteinte de favus. Pour peu que la maladie dure depuis quelque temps, on rencontre sur la racine du cheveu les trois éléments de l'achorion.

Le point de départ de la maladie, d'après M. Bazin, se trouve dans les follicules pileux. C'est là que l'achorion, transplanté par contagion, va se cantonner ; c'est là qu'il trouve les éléments de nutrition nécessaires à son développement. De là il envoie des ramifications dans l'intérieur du cheveu et sous la couche épidermique. Il forme d'abord un, deux ou trois points autour de la base du cheveu ; puis ces points s'accroissent, se réunissent par leurs bords et forment ainsi une espèce de cupule ou de godet sous-épidermique au centre duquel se trouve le cheveu. Le favus est alors constitué. Par son accroissement successif en largeur et en épaisseur il fait éclater la couche épidermique, et à partir de ce moment il perd sa forme primitive et tombe sous forme de croûte ou de poussière. De même les spores qui ont pénétré dans le tissu du cheveu se développent à leur tour. Par leur multiplication elles écartent les fibres qui en forment la texture, les font éclater et amènent ainsi la destruction du poil. Enfin, les glandes sébacées elles-mêmes, annexées au conduit pilifère, sont envahies par le champignon et cessent leurs fonctions sécrétoires : de là la sécheresse et l'aspect terne des cheveux qui ne sont plus lubrifiés par la matière sébacée.

La marche du favus est essentiellement chronique lorsqu'elle n'est point arrêtée par un traitement efficace ; et si dans quelques cas on le voit disparaître spontanément après avoir détruit quelques mèches de cheveux, le plus souvent il gagne de proche en proche les parties saines jusqu'à l'envahissement complet du cuir chevelu. Il persiste pendant des années et ne s'arrête que lorsqu'il a complètement tout détruit, follicules pileux, glandes sébacées et jusqu'aux glandes sudoripares. Le cuir chevelu est alors réduit à l'état membraneux et le champignon lui-même meurt faute de terrain favorable et faute d'aliment.

Diagnostic. — Lorsque la teigne faveuse a acquis son entier développement et que les croûtes ont conservé leurs caractères distinctifs, le diagnostic est des plus faciles. On le reconnaît à son siège parfaitement circonscrit, à la sécheresse et à la couleur jaune des croûtes, à leur forme en cupule ou en godet et à leur

cassure pulvérulente lorsqu'uon les brise. Les
cheveux sont secs, ternes, lanugineux et cassés
plutôt qu'arrachés. La tête exhale une odeur
particulière, fade, qu'on a comparée à l'odeur
des souris. Lorsque la teigne est déjà ancienne
et que les croûtes ont perdu les caractères par-
ticuliers qui les font reconnaître, le mieux est,
si le diagnostic était douteux, de recourir à
l'examen microscopique qui ne permet pas
d'erreur.

Causes. — La seule cause de la teigne faveuse est la contagion, c'est-à-dire la transmission du champignon parasite d'un individu
malade à un individu sain. Cette transmission
peut s'opérer de quatre manières différentes :
1° par le contact immédiat, lorsqu'on touche
un teigneux ou qu'on habite avec lui ; 2° par
inoculation, lorsqu'on cherche expérimen-
talement à reproduire le favus sur un point
déterminé ; 3° par le contact immédiat,
lorsqu'un individu sain porte les vêtements ou
la coiffure d'un teigneux, ou bien encore par
l'usage des brosses, des peignes et des objets
de toilette ayant servi à une personne conta-
minée ; 4° enfin, par l'air atmosphérique qui
sert de véhicule aux spores de l'achorion. Ce

dernier mode de contagion a été mis hors de doute par les expériences de M. Bazin.

Certains animaux comme le chat et les souris peuvent être atteints du favus, et en pareil cas il est possible qu'ils le transmettent à l'homme par contagion.

Traitement. — Les remèdes secrets ou connus qui ont été employés de tout temps contre la teigne sont innombrables. Le plus renommé était le *traitement par la calotte de poix.* On recouvrait la tête du malade d'un grand gâteau de poix qu'on appliquait en forme de calotte, puis, après un jour ou deux, on retirait brusquement la calotte de manière à arracher tous les poils à la fois. Cette opération était extrêmement douloureuse et à cause de cela souvent impraticable.

Depuis qu'on a découvert la nature parasitaire du favus, et surtout depuis que M. Bazin a démontré que le champignon pénétrait dans la substance même du cheveu, le traitement de la teigne est devenu scientifique et classique. C'est Bazin lui-même qui l'a établi et il est aujourd'hui adopté par tous les médecins. Il a pour but d'enlever d'abord les cheveux qui sont infectés par des parasites et puis de détruire

les parasites qui restent par des agents parasiticides.

Voici la façon de procéder :

On commence par couper les cheveux avec
des ciseaux à un ou deux centimètres de la
racine, puis on fait tomber les croûtes avec des
cataplasmes de fécule de pommes de terre et on
nettoie le cuir chevelu avec de l'eau de guimauve ou de l'eau de savon. On peut encore
donner des bains de son et faire plonger de
temps en temps la tête dans l'eau de savon,
afin de la mieux nettoyer.

Lorsque les croûtes ont disparu et que la
tête est parfaitement propre, on passe à la
seconde partie du traitement, la plus importante, et qui consiste à arracher les cheveux
situés sur toute la surface malade. Pour cela,
on se sert d'une pince dite épilatoire. Afin de diminuer la douleur et de ne point casser les cheveux, on n'en saisit qu'un ou deux à la fois et
on tire dans le sens de leur implantation. Dès
qu'on a ainsi dénudé une surface de quelques
centimètres carrés, on fait des lotions au moyen
d'un pinceau ou d'une éponge avec une solution de cinquante centigrammes de sublimé
dans cinq cents grammes d'eau distillée. Ces
lotions pénètrent dans les follicules pileux en-

core béants et vont détruire les parasites qui n'ont pas été enlevés en même temps que la racine des cheveux.

Lorsque les surfaces malades sont un peu étendues, on est obligé de pratiquer l'épilation en plusieurs séances, afin de ne pas occasionner trop de douleur ni trop de fatigue au malade ; mais il est très important, après chaque séance, de faire les lotions parasiticides, alors que les follicules pileux sont encore béants. Il faut encore les répéter matin et soir pendant les quatre à cinq jours qui suivent l'épilation ; puis on les remplace par des frictions matin et soir avec la pommade suivante :

          Axonge...... .... 30 grammes
          Turbith minéral...   2   —

Après quatre à cinq semaines de traitement, les cheveux repoussent et la guérison peut être alors obtenue ; mais il ne faut pas s'y fier. Quelques parasites peuvent avoir échappé à l'action des médicaments et reproduire la maladie. On doit surveiller le malade et recommencer l'épilation si l'on voit reparaître des croûtes, et partout où l'on en voit. Il est rare que la maladie résiste à une seconde épilation ; mais cela peut arriver sur certains points, et là encore il faudrait reprendre l'épilation pour la troisième fois, en la faisant suivre des lotions et des frictions parasiticides.

On reconnaît que la guérison est radicale lorsque les cheveux repoussent avec la couleur, la souplesse et le lustre des cheveux en bon état.

CHAPITRE XII

HERPÈS TONSURANT

L'*herpès tonsurant*, qu'on appelle encore *teigne tonsurante*, est une affection du cuir chevelu produite par un champignon parasite spécial, nommé *tricophyton*, qui manifeste sa présence par des plaques arrondies, squameuses, sur lesquelles les poils sont cassés presque au niveau de la peau ou tout à fait tombés, de manière à figurer une espèce de tonsure.

Symptômes. — L'herpès tonsurant débute presque toujours par des démangeaisons plus ou moins vives. En même temps ou presque en même temps, apparaissent des plaques rouges, érythémateuses, recouvertes tantôt par des pustules ou des vésico-pustules, tantôt seulement par des squames. Ce qu'il y a de remarquable, c'est que ces plaques discoïdes s'élèvent presque toujours au-dessus du niveau des parties voisines et forment une espèce de bourrelet en forme de circonférence. A la surface de celle-ci se trouvent des écailles épidermiques, ordinairement sèches, résultant de la rupture des vésico-pustules et de la concrétion de leur contenu. Elles donnent à la peau un aspect rugueux, d'une coloration gris sale ou blanc bleuâtre. Les cheveux implantés sur les plaques malades commencent par changer de couleur; ils deviennent rougeâtres, fauves, gris cendré, selon leur couleur primitive, en même temps qu'ils sont secs, ternes et cassants. A la plus légère traction, et même sans traction aucune, ils se brisent à deux ou trois millimètres de leur implantation ; de sorte que, lorsque tous les cheveux compris sur une même plaque sont ainsi tombés, il en résulte l'apparence d'une espèce de tonsure. Arrivé à ce point de la maladie, le tricophyton, jusque-là caché dans les bulbes, commence à se montrer sur l'épiderme et sur le tronc des poils brisés. « Sur les poils, dit Bazin, il prend la forme d'une gaine amiantacée, d'un blanc mat, complète, ou incomplète. Si elle est incomplète, on voit, au centre de la petite masse blanche constituée par le champignon, un point noir qui répond à l'extrémité libre du poil cassé. Mais plus souvent la gaine est complète, et les poils, entièrement cachés à la vue, ne se peuvent reconnaître qu'à la saillie de la matière cryptogamique. Ils simulent, quand ils sont nombreux, une surface couverte de gelée blanche. »

« Le champignon qui se développe sur l'épiderme, dans les intervalles des poils, forme, par la réunion de ses éléments, une substance floconneuse ou lamelleuse, dont la couleur blanche est un des caractères les plus saillants. En réalité, cette substance ne diffère pas de celle qui constitue les gaines; seulement la disposition des éléments est un peu différente, et en rapport avec le siège qu'occupe le parasite. » Si l'on examine au microscope une petite partie de cette substance blanche, prise à la racine des cheveux ou à la surface de l'épiderme, on y découvre une quantité considérable de spores et les mêmes éléments du parasite.

Les surfaces couvertes de poils brisés, de squames, de champignons et de débris épidermiques, ont des dimensions très variables. Au début de la maladie, on n'observe quelquefois qu'une ou deux plaques de la largeur d'une pièce de cinquante centimes à un franc; plus tard il s'en forme de nouvelles; les premières

s'élargissent, se réunissent par leur circonférence et constituent ainsi de larges surfaces
tonsurées qui envahissent la plus grande partie
du cuir chevelu. A cette période les poils sont
plus altérés dans leur texture ; ils sont brisés,
déchiquetés, couverts de champignons, et cassent avec une grande facilité lorsqu'on veut
les arracher : leur racine reste presque toujours
dans le follicule où le champignon va demeurer
pour ainsi dire emprisonné et exercer de nouveaux ravages. Dès que les cheveux ont disparu, on ne le trouve plus, en effet, à la surface de la peau. Il est désormais concentré dans
les follicules, et là, après avoir détruit les derniers vestiges du poil, il en attaque l'organe
sécréteur et l'enflamme. Cette inflammation a
pour résultat la formation de petites tumeurs
phlegmoneuses qui peuvent s'ouvrir et se recouvrir de croûtes brunes ou jaunâtres, au travers desquelles on voit émerger quelques poils
flétris et brisés. Enfin, l'inflammation envahit
les aréoles voisines du derme, et il en résulte
des nodosités, des indurations tuberculeuses,
qui donnent aux parties malades un aspect iné-
gal et mamelonné. En même temps, il se forme
dans les follicules et dans les points enflammés
une sécrétion purulente qui joue, vis-à-vis du

champignon, le rôle d'agent parasiticide. Ainsi,
le cryptogame, après avoir tout détruit autour
de lui, se détruit lui-même sur place et la
maladie est finie, mais il en résulte une calvitie
irrémédiable.

L'herpès tonsurant a son siège de prédilection
au cuir chevelu ; mais on le rencontre assez
souvent à la barbe, chez l'homme, où il coïncide fréquemment avec l'herpès circiné et le
sycosis. Lorsqu'il occupe le cuir chevelu, il se
montre principalement à la nuque, derrière les
oreilles, aux tempes et sur les parties latérales
du cou. Dans ce dernier cas, il n'est pas rare
d'observer une même plaque située en partie
sur le cuir chevelu et en partie sur la peau voisine. La première moitié représente alors l'herpès tonsurant, et la seconde moitié offre tous
les caractères de l'herpès circiné.

Lorsque l'herpès tonsurant existe à la barbe,
il n'est pas rare d'observer des plaques d'herpès
circiné sur les joues et sur la face dorsale des
mains. Cette circonstance s'explique par l'habitude qu'ont les malades de se gratter avec le
dos de la main pour calmer les démangeaisons
souvent très vives qui accompagnent l'herpès
tonsurant. Le champignon parasite se transmet
ainsi par contagion de la barbe à la main, et de

là l'apparition de l'herpès circiné sur la face dorsale de la main. Les démangeaisons sont, en effet, constantes pendant toute la durée de la maladie. Seulement elles sont très légères chez quelques sujets, tandis que chez d'autres elles sont tellement vives qu'ils ne peuvent résister au besoin de se gratter.

L'herpès tonsurant est une affection locale et externe qui n'apporte ordinairement aucun trouble dans la santé générale. Cependant, chez les enfants et les personnes d'une faible constitution, cette maladie s'accompagne fréquemment de faiblesse générale, de pâleur du visage et de troubles fonctionnels dans les digestions.

L'herpès tonsurant affecte une marche assez rapide pendant les premières semaines après son invasion. En peu de jours, il gagne souvent de larges surfaces ; mais, dès qu'il a parcouru les premières périodes de son évolution, sa marche se ralentit et la maladie se prolonge depuis six à huit mois jusqu'à plusieurs années.

Diagnostic. — La teigne tonsurante, avant qu'elle soit passée à l'état chronique, ne peut être confondue avec aucune autre maladie du cuir chevelu. Seule elle présente des plaques circulaires, légèrement saillantes, sur lesquelles

les cheveux, brisés près de leur racine en forme
de tonsure, sont enveloppés d'une gaine blanche
floconneuse et d'écailles grisâtres. A l'état
chronique, il est quelquefois difficile de distinguer l'herpès tonsurant de l'eczéma, du pityriasis et du psoriasis ; mais, dans les cas douteux,
on pourra éviter l'erreur par l'examen microscopique.

Cause. — L'herpès tonsurant ne s'observe
généralement que chez les enfants et les ado-
lescents : rarement on le rencontre chez
l'adulte, si ce n'est aux poils de la barbe. Les tempéraments lymphatiques et scrofuleux y semblent plus particulièrement disposés, mais
plutôt comme terrain favorable que comme fréquence.

L'unique cause de l'herpès tonsurant est la
présence d'un cryptogame auquel les naturalistes
ont donné le nom de *tricophyton*, de la famille
des arthrosporés, tribu des torulacés. Ce végétal est formé uniquement de spores, rondes ou
ovales, incolores, à surface lisse, d'un diamètre
variant entre $0^{mm},003$ et $0^{mm},008$ (Robin). Ces
spores se rencontrent principalement dans l'intérieur des poils et dans les gaines floconneuses
qui les entourent à leur base. A un grossisse-

ment de deux à trois cents diamètres, on les

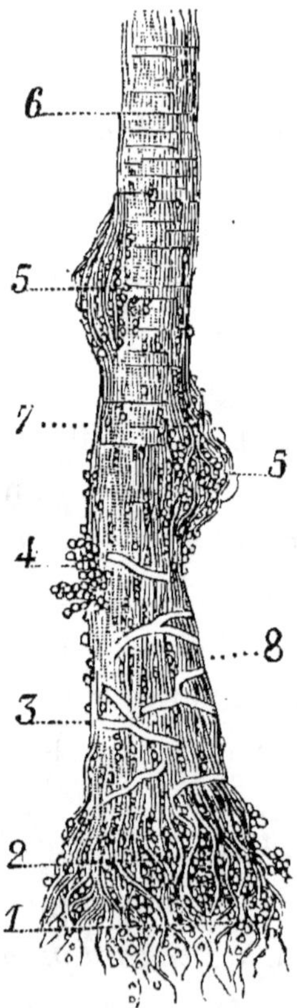

FIG. 6. — CHEVEU EXTRAIT D'UNE PLAQUE D'HERPÈS TONSURANT.

1. Extrémité inférieure cassée au niveau de la racine par le développement des spores. — 2. Fibres longitudinales écartées et brisées par les spores. — 3. Tubes sporulaires. — 4. Grappe de spores et sporules. — 5. Renflements olivaires formés par agglomération des spores. — 6. Tige intacte. — 7. Spores isolées. — 8. Chaîne de sporules.

aperçoit sous forme de corpuscules arrondis ou

ovoïdes, tantôt isolés, tantôt réunis par groupes en nombre plus ou moins considérable.

Si l'on prend un cheveu malade et qu'on en examine la racine au microscope, on observe différents phénomènes, selon que la maladie est plus ou moins éloignée de son début. Ainsi, quelques semaines après l'invasion du parasite, alors qu'il n'a pas encore formé les gaines et les écailles nacrées de l'épiderme, le poil conserve encore son bulbe, mais il est recouvert d'une grande quantité de spores, dont quelques-unes pénètrent déjà dans son épaisseur. Ces spores ou sporules sont d'un très petit diamètre, presque toujours séparées les unes des autres, mais quelquefois réunies en chapelet, de manière à simuler en partie les tubes de mycélium de la teigne faveuse. Enfin, sur la tige du cheveu comme sur le bulbe on remarque des renflements olivaires ou tubéreux, espèce de tumeurs constituées par une accumulation de matière parasitaire.

A une époque plus éloignée du début, lorsque les cheveux cassés tombent pour ainsi dire seuls, si on les soumet à l'examen microscopique, on voit que le bulbe n'existe plus : il a été complètement détruit. L'extrémité du cheveu, au niveau de la cassure, est terminée en épi ou en pinceau, et les éléments qui le composent sont altérés à tel point qu'il est impossible de distinguer la substance corticale de la substance médulaire. Tout est confondu. Les fibres longitudinales, dit Bazin, sont écartées et leurs intervalles remplis de sporules. On ne trouve ni racine, ni capsule, le poil ayant été brisé, et l'on voit partout la trace de la rupture. « On remarque aussi en dehors du poil, et dans une certaine étendue, une masse uniquement composée de spores qui lui forment une enveloppe complète, une sorte de manchon dont il occupe le centre. » Les spores sont innombrables, très régulières, plus volumineuses que dans le cas précédent, mais partout identiques, sur le poil comme dans la gaine.

Toutes ces altérations se retrouvent avec les mêmes caractères dans le sycosis, qui n'est que l'herpès tonsurant transplanté sur les follicules et les poils de la barbe.

La contagion, c'est-à-dire la transmission du tricophyton, peut avoir lieu quelquefois par l'intermédiaire de l'air atmosphérique chargé de poussière champignonneuse, mais le plus souvent elle s'exerce par le fait des coiffures, des peignes, des brosses, du rasoir et autres objets de toilette. Il n'est pas rare de voir cette affection se propager sur un grand nombre d'enfants dans les écoles, dans les lycées ou dans les ateliers. Le tricophyton ne se développe pas seulement sur le cuir chevelu, il germe et se multiplie sur l'épiderme des membres et du tronc, où il forme l'herpès circiné, sur les poils de la barbe, où il prend le nom de sycosis, et jusque sur les ongles, où il constitue l'herpès onguéal. Aussi observe-t-on parfois, dans une même famille, le père avec un sycosis, la mère avec l'herpès circiné et les enfants avec l'herpès tonsurant. Les animaux domestiques eux-mêmes ne sont pas à l'abri du parasite, et non seulement ils se le transmettent entre eux, mais encore ils le transmettent à l'homme; c'est ainsi que j'ai vu un très beau cas de sycosis transmis par un chien de chasse à son maître, qui le frictionnait chaque jour avec certaines pommades pour le guérir de vastes plaques d'herpès.

Il est bon d'observer qu'à la dernière période de la maladie, les cheveux qui ont subi la plus profonde altération, cassés, brisés, privés de leur capsule, ne portent pas le plus souvent la moindre trace de spores, et, quand on en trouve, elles sont inégales, plus petites et mêlées à un grand nombre de tubes de mycélium. Le mieux est, lorsqu'on veut découvrir le parasite, de le

14

chercher sur des cheveux malades, mais non entièrement brisés.

Traitement. — Étant donnée la nature parasitaire de la maladie, on n'obtiendra la guérison définitive qu'après la destruction complète du parasite. Pour cela, on emploie les parasiticides et l'épilation combinés, selon le nombre et l'étendue des plaques herpétiques. Lorsque la maladie est limitée à une ou deux petites plaques, on peut se contenter d'arracher immédiatement les poils sur les surfaces atteintes, dans l'espoir d'arrêter la marche envahissante du parasite. Aussitôt après l'épilation et pendant les quatre ou cinq jours qui suivent, on fait des lotions deux ou trois fois par jour avec une éponge imbibée de la solution suivante :

>   Eau distillée. . . . .   500 grammes
>   Sublimé. . . . .   1 gramme

Le cinquième jour, on abandonne les lotions au sublimé et on les remplace par des frictions avec la pommade suivante :

>   Vaseline. . . . .   60 grammes
>   Huile de cade.   10   —
>   Soufre sublimé.   4   —
>   Essence de girofle. . . . .   5 gouttes
>   id.   de lavande. . . . . 2 grammes

On peut substituer à cette pommade l'huile
de cade seule ou coupée par moitié avec la
glycérine. Dans ces cas, on se sert d'un pinceau
avec lequel on badigeonne les parties malades.
Bazin préfère la pommade au turbith minéral,
selon la formule qui suit :

Axonge. . . . .   30 grammes
Turbith minéral. . . . .   2 —

Quel que soit le topique employé, il faut
avoir soin de l'étendre, ainsi que l'épilation,
un peu au delà des limites marquées par la tonsure ; parce que, s'il restait sur les cheveux
voisins quelques spores indemnes, celles-ci
repulluleraient et la maladie gagnerait de nouvelles surfaces.

Lorsque l'herpès tonsurant envahit à la fois
plusieurs points du cuir chevelu et menace de
prendre de l'extension, il est mieux d'attendre
et de remettre l'épilation après que l'affection
sera complètement localisée. En attendant, on
fait des lotions avec le sublimé et des onctions à
l'huile de cade ou avec l'une des pommades que
nous venons d'indiquer, de manière à détruire
le parasite sur le cuir chevelu et à l'empêcher
de s'étendre. Il arrive fréquemment qu'en agissant ainsi quelques plaques guérissent, tandis

que le champignon se localise entièrement dans les autres. Alors on procède à l'épilation de ces dernières seulement, et on évite au malade une épilation presque générale qu'il aurait fallu exécuter dès le début. Après l'épilation, on emploie les lotions au sublimé, puis les pommades, de la même manière que je l'ai indiqué précédemment.

Lorsque l'herpès tonsurant se trouve à une période avancée, il est souvent très difficile d'opérer l'épilation, parce que les poils rongés à leur base par le champignon parasite se rompent avec une extrême facilité sous l'action de la pince, et ne se laissent point arracher : le bulbe reste dans le follicule et c'est là, pour ainsi dire, le nid du tricophyton. Malgré cette difficulté, il ne faut point se laisser décourager : on arrache tout ce que l'on peut et on applique le traitement. Au bout de cinq à six semaines les cheveux repoussent, et cette fois il est presque toujours facile de les arracher. On pratique ainsi toutes les six semaines environ une nouvelle épilation, jusqu'à ce qu'on voie repousser les cheveux avec la souplesse, le lustre et toutes les qualités des cheveux qui ne sont point malades. La guérison définitive se fait parfois longtemps attendre, mais on ne peut l'obtenir qu'avec une constante persévérance dans le traitement. Il n'est pas rare qu'on soit obligé de renouveler huit à dix fois les épilations, en en diminuant chaque fois l'étendue à mesure que la guérison avance.

Lorsque l'herpès tonsurant siège à la barbe, où il prend le nom de *sycosis*, on le traite de la même façon qu'au cuir chevelu. Seulement l'épilation ici est plus facile et par suite la guérison en est plus prompte.

Enfin, lorsque la maladie se trouve affecter des sujets anémiques, faibles, débilités pour une cause quelconque, il est évident qu'il faut associer au traitement local l'usage de l'huile de foie de morue, du fer, du quinquina et un régime aussi nutritif que possible.

CHAPITRE XIII

PORRIGO DECALVANS OU PELADE

Cette affection a été décrite d'abord par Willan sous le nom de *Porrigo decalvans*. Cazenave en trace le tableau et l'appelle à tort *vitiligo*, la confondant avec une autre affection toute différente qui porte le même nom. Audouin et Gruby découvrent dans cette maladie la présence d'un parasite végétal, auquel on donne le nom de *microsporon d'Audouin* ; enfin, Bazin, par ses recherches, confirme l'existence du microsporon et décrit à son tour la maladie sous la dénomination de *teigne pelade*.

Le porrigo decalvans ou pelade est donc une maladie parasitaire comme le favus et l'herpès tonsurant. Elle peut envahir toutes les parties du corps où se trouve développé le système pileux, mais on l'observe le plus ordinairement au cuir chevelu. Sa présence se manifeste par la chute

des cheveux et par un duvet cotonneux à la surface de la peau.

La marche de la pelade se divise en trois
périodes.

La première période est caractérisée par un
peu de prurit et par l'altération des poils. Ceux-
ci sont ternes, secs, plus ou moins décolorés et
s'arrachent facilement. La peau elle-même se
décolore, devient blanche, et se couvre d'une
matière blanche ou grisâtre, qui est constituée
par des amas de poussière champignonneuse.

Dans la deuxième période, les poils tombent
sur une plus ou moins grande étendue, par
plaques arrondies, et laissent à leur place une
espèce de duvet, très fin, comme on en observe
sur le corps des petits enfants. En même temps
les parties du cuir chevelu malades paraissent
décolorées, tuméfiées, gonflées et comme œdé-
matiées.

Pendant la troisième période, les cheveux
tombent pour ne plus se reproduire; la peau
s'affaisse, mais reste décolorée, le duvet blanchâtre constituant le parasite disparaît, le cuir
chevelu s'atrophie et il en résulte une alopécie
irrémédiable.

Dans le plus grand nombre de cas, la pelade
passe inaperçue pendant la première période.

puis tout d'un coup on remarque sur la tête un ou deux disques, comme des pièces de cinquante centimes ou de un franc, entièrement dépouillés de cheveux. La peau est blanche, luisante, couverte comme d'un léger duvet. Si la maladie n'est pas immédiatement soignée, ces disques s'étendent peu à peu par leur circonférence, il s'en forme de nouveaux, puis ils se réunissent les uns aux autres pour former des dessins quelquefois bizarres, qui envahissent souvent tout le cuir chevelu et déterminent une alopécie complète. Dans quelques cas, le parasite ne se borne pas à la destruction de la chevelure, il envahit toutes les parties velues et ne s'arrête qu'après avoir détruit complètement tout le système pileux. Lorsque l'affection occupe ainsi la totalité de l'enveloppe cutanée, on voit fréquemment survenir des phénomènes généraux graves : les enfants perdent leur gaieté, maigrissent et s'étiolent.

La guérison de la pelade a lieu spontanément lorsque les follicules pileux ont été détruits. Le champignon meurt faute d'aliment et laisse après lui une calvitie incurable. Cependant il n'en est pas toujours ainsi. Chez certains malades, l'évolution cryptogamique ne dépasse pas la deuxième période. Les cheveux repous-

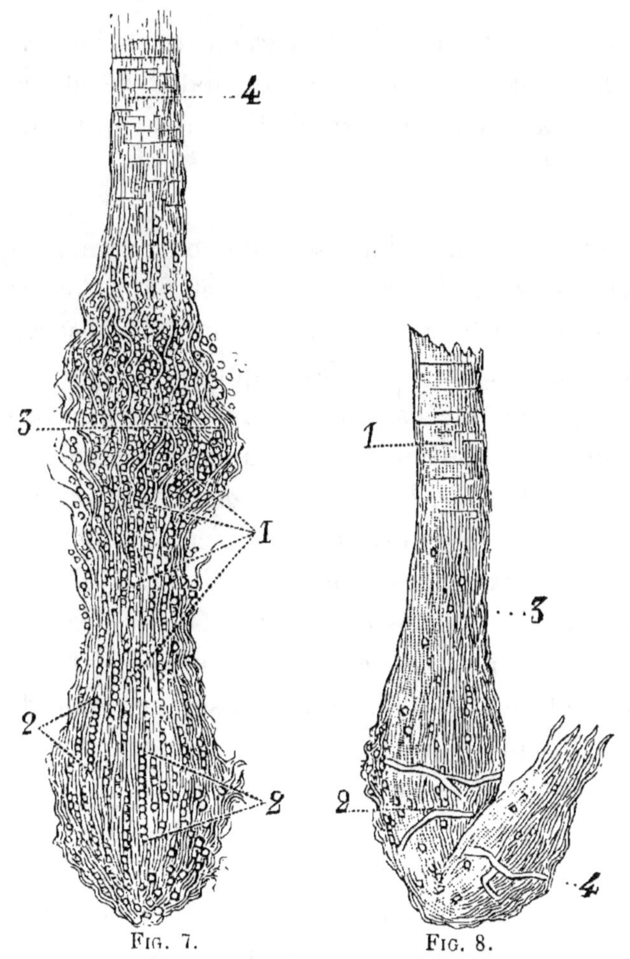

Fig. 7. — Racine d'un cheveu atteint de pelade.

1-2. Sporules en chapelet. — 3. Renflement produit par les spores situées entre les fibres dissociées, où se produit la rupture du cheveu à la plus légère traction. — 4. Tige.

Fig. 8. — Cheveu extrait d'une plaque de pelade.

1. Tige. — 2. Racine en crosse. — 3. Sporules isolées. — 4. Mycelium.

sent peu à peu avec leurs caractères normaux, la peau reprend sa coloration naturelle et les parties affectées ne se distinguent plus des parties demeurées intactes.

Causes. — La pelade se montre également à tout âge, dans les deux sexes, et dans toutes les classes de la société. Cependant on l'observe plus souvent sur les enfants qui fréquentent les écoles et les lycées, à cause de sa nature contagieuse, qui fait qu'elle se transmet facilement de l'un à l'autre. Le *microsporon d'Audouin* est la seule cause déterminante de cette affection. Lorsqu'on examine un cheveu malade au microscope, on aperçoit sur la racine et sur le bas de la tige une assez grande quantité de spores plus petites et moins nombreuses que dans le tricophyton. Elles sont tantôt isolées, tantôt réunies en séries linéaires ou par petits groupes, et parfois en forme de grappe suspendue à la racine du poil. On observe fréquemment sur la tige des renflements, des nodosités saillantes formées par les fibres distendues dans les mailles desquelles se trouvent une grande quantité de spores. Mais les fibres elles-mêmes ne sont jamais brisées, déchirées, comme dans les cas du tricophyton. La racine est dépourvue de sa gaine naturelle, mais elle n'est jamais entièrement détruite : elle est souvent recourbée en forme de crosse, d'autres fois droite ou en massue. Enfin, le duvet grisâtre qui recouvre les plaques dénudées se compose d'un grand nombre de spores et de cellules d'épithélium.

Pronostic. — Au point de vue du système pileux, la pelade est une des plus fâcheuses affections du cuir chevelu, à cause de la calvitie incurable qu'elle peut provoquer. Le traitement est toujours long et la guérison difficile à obtenir lorsque la maladie est déjà un peu ancienne.

Traitement. — Le traitement de la pelade consiste, comme celui du favus et du tricophyton, dans l'emploi combiné des parasiticides et de l'épilation. Mais ici l'épilation est extrêmement difficile, parce que les poils sont réduits le plus souvent à l'état de duvet qui casse sous la pince et qu'il est absolument impossible d'arracher. Dans ce cas, on épile ce qu'on peut, et on fait des lotions sur les points malades avec la solution de sublimé (sublimé, un gramme; eau distillée, cinq cents grammes) ou bien des frictions soit avec la pommade à l'huile de cade, soit avec la pommade au turbith minéral, selon les formules que nous avons données dans le traitement de l'herpès tonsurant. Après cinq ou six semaines de traitement, on voit les cheveux renaître et présenter une plus forte résistance à l'action de la pince. Alors on épile d'une façon plus efficace, et l'on doit épiler non seulement les surfaces malades, mais encore tout autour sur un petit espace, parce que les cheveux voisin ssont ordinairement infectés de spores, et, si on ne les arrache pas, la maladie ne fait que gagner en étendue. De même l'application des parasiticides doit se faire toujours sur une surface un peu plus grande que la surface malade.

Enfin, quoique l'épilation soit presque toujours indispensable pour obtenir une plus prompte guérison, je dois dire que j'ai guéri à la campagne, sans épilation, deux enfants de l'école primaire, atteints chacun d'une plaque de pelade, le premier derrière l'oreille droite, le second dans la partie médiane de la tête au-dessus du front. Les parents n'avaient ni le temps ni le nécessaire pour pratiquer l'épilation. Je me suis contenté de prescrire des lotions trois fois par jours avec une solution de un gramme de sublimé dans trois cent cinquante grammes d'eau. Après quatre mois de traitement les cheveux ont repoussé, parfaitement sains et il n'y a pas eu de récidive.

CHAPITRE XIV

PHTHIRIASE OU MALADIE PÉDICULAIRE

On appelle phthiriase ou maladie pédiculaire
une affection caractérisée par la présence d'un
grand nombre de poux. On connaît trois espèces
de poux qui vivent sur le corps de l'homme, et la
maladie varie selon l'espèce qui en est la cause
déterminante. Ces trois espèces sont le pou de
tête, le pou des autres parties velues du corps
et le pou de corps proprement dit.

Pou de tête. — Le pou de tête est d'un gris cendré, transparent, oblong et festonné sur les bords.
Il est formé de trois parties distinctes, la tête, le
corselet et l'abdomen. La tête, en forme de lyre,
se termine par un rostre ou suçoir rétractile,
armé d'une double série de crochets ; sur les
parties latérales se trouvent des antennes fili-
formes, et, un peu en arrière de celles-ci, deux

yeux simples, noirs et arrondis. Le corselet, carré, se divise en trois segments auxquels s'insèrent trois paires de pattes terminées en forme de crochet, ce qui permet à l'animal de se fixer solidement aux cheveux. Enfin, l'abdomen, mou, renflé, volumineux, est composé de huit anneaux portant chacun huit stigmates.

Les poux sont unisexués. La femelle fait des œufs appelés *lentes* qui adhèrent fortement aux cheveux et aux poils. L'observation a démontré qu'en six jours la femelle peut pondre au moins cinquante œufs, lesquels éclosent en cinq jours, et les petits peuvent se reproduire au bout de dix-huit jours, de sorte qu'en deux mois une seule femelle peut produire une génésation de neuf mille petits.

Les poux se rencontrent le plus souvent sur la tête des enfants et des individus malpropres. Leur présence se manifeste par des démangeairons plus ou moins vives qui se font continuellement sentir, et le grattage qui en résulte ne fait qu'augmenter l'irritation du cuir chevelu. Celui-ci peut alors devenir le siège de diverses éruptions, pustules, croûtes, furoncles, et même de certains abcès dans lesquels on a trouvé parfois une grande quantité de poux.

Le pou de la tête abandonne rarement le

cuir chevelu : il y dépose ses œufs et s'y multiplie rapidement.

Pou de corps. — Le pou de corps ne diffère
de celui de la tête que par son volume, beaucoup plus considérable, et par sa couleur, d'un
blanc sale au lieu de gris cendré. Il est aussi
plus mou que le précédent. On le rencontre sur
toutes les parties du corps dépourvues de poil,
dans les plis des vêtements et surtout au col
de la chemise.

C'est ordinairement chez les malheureux et
les sujets d'un âge avancé qu'on rencontre les
poux de corps; ils provoquent des démangeaisons particulières auxquelles on a donné le
nom de *prurigo pédiculaire*. Celui-ci ne présente aucune gravité dans le plus grand nombre
de cas. Cependant on a vu des malades, même
dans les classes riches, dont la peau subissait
des altérations profondes, offrant une couleur
bronzée, exhalant une odeur fétide, pendant que
les poux se reproduisaient avec une incroyable
rapidité, sans jamais pouvoir arriver à les détruire. Ce serait en quelque sorte la génération
spontanée à jet continu. Tels sont sans doute
les faits relatifs à Hérode, roi de Judée; à Sylla,
dictateur de Rome; à Callisthènes, Olynthien,

Antiochus et tant d'autres. Aujourd'hui encore on cite quelques cas où les médecins n'auraient pu débarrasser les malades de leur vermine.

On peut admettre sans difficulté les faits rapportés par l'histoire, parce que les anciens ne connaissaient pas les parasiticides et les moyens de désinfection que la chimie moderne a mis à la disposition des médecins. Mais aujourd'hui la science n'admet pas la génération spontanée, pas plus pour les poux que pour tout autre organisme vivant, et s'il est vrai, ce qui est bien possible, que certains médecins n'aient pas pu guérir leurs clients de la maladie pédiculaire, c'est qu'ils ont négligé de désinfecter leur linge, leurs vêtements et leur literie. Il suffit, en effet, chez un vieillard prédisposé à cette affection, qu'il reste quelques lentes dans ses vêtements pour que les poux repullulent en très peu de temps, surtout si l'on considère que les poux du corps sont d'une fécondité plus grande encore que ceux de la tête.

Traitement. — Le pou de corps disparaît facilement par l'usage de quelques bains sulfureux préparés avec cent grammes de sulfure de potassium dans une baignoire en bois. Je préfère cependant le bain suivant, d'une efficacité beaucoup plus grande et auquel ne résiste aucune espèce de pou, *en quelque endroit du corps qu'il soit placé :*

Bichlorure d'hydrargyre......	15	grammes.
Chlorhydrate d'ammoniaque..	15	—
Eau distillée................	500	—

Faites dissoudre dans un flacon et versez le contenu du flacon dans une baignoire en bois remplie d'eau.

Les poux de la tête, lorsqu'ils sont peu nombreux, disparaissent ordinairement par les soins de propreté ; mais, lorsqu'il en existe en abondance et qu'on veut les détruire rapidement, je conseille la solution suivante :

Alcool....................	20	grammes.
Sublimé..................	25	centigr.
Eau de roses..............	60	grammes.
Glycérine.................	60	—
Teinture de vanille..	15	—

On verse quelques gouttes de cette solution dans une soucoupe et, à l'aide d'une brosse, on l'étend sur les cheveux et sur le cuir chevelu. Au lieu de soucoupe, on peut se servir du creux de la main et passer ce liquide comme on passe une huile ou une pommade. Il peut servir en même temps et sans danger comme cosmétique et comme parasiticide. C'est dans ce but que je l'ai prescrit à plusieurs mères de famille, qu s'en sont bien trouvées. Il faut seulement avoir soin, quand on l'emploie, de ne pas se contenter d'onctions superficielles ; il faut arriver jusqu'au cuir chevelu, afin d'atteindre les parasites ou les lentes qui peuvent y être attachées.

Dans le cas où, pour une cause quelconque, on préférerait une pommade à un liquide, voici une formule dont on peut se servir :

<pre>
Cérat de Galien................ 20 grammes.
Onguent napolitain......... 20   —
Essence de bergamote........   1   —
</pre>

On prend de cette pommade gros comme une noisette et on l'étend avec soin sur les cheveux et le cuir chevelu. On peut encore l'employer sur la barbe et partout enfin où se rencontre le parasite.

CHAPITRE XV

ALOPÉCIE. — CALVITIE

La chute des cheveux porte en médecine le nom de *calvitie* lorsqu'elle est le résultat de la vieillesse, et celui d'*alopécie* lorsqu'elle est la conséquence d'une maladie quelconque. Cependant on se sert souvent de ces deux expressions comme synonyme l'une de l'autre.

Il existe deux espèces de calvitie : la *calvitie naturelle* et la *calvitie accidentelle* ou *alopécie*.

Calvitie naturelle. — Il y a beaucoup de personnes qui, arrivées à un âge avancé, entre quarante et cinquante ans, voient leur tête se dégarnir peu à peu et devenir plus ou moins chauve. Cette calvitie, résultat de l'âge, est souvent héréditaire ; elle se transmet de père en fils, et il n'est pas rare de voir tous les membres d'une même famille être chauves à peu près au même âge. Cette disposition est pourtant moins grande chez la femme que chez l'homme, et l'hérédité en est la cause principale. Mais, en dehors de l'hérédité et de la vieillesse, la chute des cheveux peut être provoquée encore par une foule de circonstances particulières, et notamment par l'inconduite, les chagrins, les veilles, les travaux assidus de l'intelligence et les excès de tout genre. Il faut y ajouter encore l'usage et l'abus d'un grand nombre de cosmétiques secrets réputés tous infaillibles pour arrêter la chute des cheveux et qui le plus souvent ne font que l'accélérer. Dans cette catégorie de causes il faut ranger la plupart des teintures pour les cheveux aujourd'hui si généralement répandues. Presque toutes ces teintures, à base de sels plombiques, renferment jusqu'à cinquante pour cent de glycérine, et celle-ci, à pareille dose, est un agent essentiellement destructeur des cheveux.

Telles sont les causes de la calvitie qu'on peut appeler *sénile* quoique souvent on l'observe sur des têtes encore jeunes. Elle est facile à distinguer de la calvitie accidentelle. Les cheveux ne se détachent pas uniformément sur toute l'étendue du cuir chevelu. C'est d'abord le sommet de la tête qui se dépouille. Il s'établit là une tonsure qui va toujours en s'élargissant ; elle gagne surtout la partie antérieure du crâne jusqu'au front, laissant en arrière et sur les côtés une couronne de cheveux plus ou moins large, plus ou moins épaisse, qui encadre le milieu du cuir chevelu, devenu lisse et luisant. Il est très rare que la calvitie soit aussi complète chez les femmes.

Le traitement de cette espèce de calvitie est absolument nul, aussi nul que celui par lequel on promettrait aux vieillards de les rajeunir. Les bulbes pileux sont détruits et rien ne peut les faire renaître. Il est aussi difficile de faire repousser des cheveux sur un crâne ainsi dénudé que sur une table de marbre. Toutes les eaux, toutes les pommades du monde seraient sans influence aucune et contribueraient parfois, au contraire, à avancer l'heure de la calvitie complète. Il faut se résigner à être chauve comme on se résigne à être vieux. Cependant, lorsque la perte des cheveux, en dégarnissant la tête, expose à quelques accidents qui pourraient être provoqués par le refroidissement, comme les rhumes de cerveau, les névralgies, les douleurs rhumatismales, il est bon d'avoir recours alors à une perruque artificielle, à ce qu'on appelle un faux toupet.

15.

Calvitie accidentelle. — Lorsque la calvitie n'est pas le résultat de l'âge, d'une vieillesse anticipée ou d'une des causes que nous avons précédemment énumérées, elle est due soit à une maladie générale, soit à une maladie particulière du cuir chevelu.

Toutes les affections graves, plus ou moins longues, peuvent occasionner la perte des cheveux, et celle-ci doit être alors considérée comme un symptôme de l'affaiblissement de la vitalité. Ainsi, dans les cas de fièvre typhoïde, de petite vérole, à la suite de couches laborieuses, on voit beaucoup de jeunes femmes perdre presque entièrement la chevelure. Il en est de même des personnes atteintes de chlorose; le même phénomène se répète pour les phtisiques, mais pas chez tous. Dans ces diverses circonstances, la chute des cheveux coïncide avec la déperdition des forces, la pâleur et l'amaigrissement du visage. Ce qui favorise encore plus la perte des cheveux, c'est que, pendant toute la durée de ces graves maladies, on néglige à peu près entièrement les soins de la toilette. Mais, ce qui caractérise surtout cette espèce de calvitie, c'est qu'au lieu d'affecter un seul point de la tête elle est disséminée et elle atteint tout le cuir chevelu, non point que tous

les cheveux tombent, mais tous sont altérés;
ils sont secs, grêles, cassants et se détachent
un peu partout sous l'action du peigne, si bien
qu'au bout d'un certain temps ils sont clairse-
més et la chevelure se trouve considérablement
réduite.

La calvitie accidentelle peut encore être provoquée par une des nombreuses maladies du
cuir chevelu, que nous avons précédemment
étudiées, telles que l'eczéma, l'impétigo, le psoriasis, le pityriasis et les diverses teignes. En
pareil cas, la cause étant bien déterminée, le
remède est tout trouvé : il consiste à guérir la
maladie principale.

Traitement. — D'après les détails que nous
venons de donner, il est facile d'établir un traitement rationnel de la calvitie accidentelle.
Celle-ci résulte-t-elle d'une maladie grave, avec
anémie, chlorose, perte des forces, il faut immédiatement s'attaquer à l'état général, administrer au malade des toniques sous toutes les
formes, vin de quinquina, préparations de fer,
viandes noires saignantes, huile de foie de morue, etc. : on peut y ajouter encore des douches
ou des lotions d'eau froide, le séjour à la campagne ou à une station thermale ferrugineuse,

alcaline ou sulfureuse, selon les sujets et les circonstances particulières. Le traitement est le même pour la chute des cheveux par suite de couches, sauf les douches froides. A ces moyens généraux, il faut joindre quelques moyens locaux : le meilleur de tous est sans contredit la coupe des cheveux à quelques centimètres de leur racine, répétée trois ou quatre fois tous les vingt ou vingt-cinq jours. Cette pratique, qui répugne parfois aux malades, a un triple avantage : le premier, c'est que la racine peut être maintenue en vigueur avec une quantité de suc nourricier qui eût été insuffisante pour entretenir le cheveu dans toute sa longueur ; le deuxième avantage, c'est qu'un grand nombre de petits cheveux qui étaient perdus, et, pour ainsi dire, étouffés par la longueur des autres, se trouvant coupés plusieurs fois et mis au jour, repoussent avec autant de force et de vigueur que les premiers. Enfin, les cheveux, étant courts, ne sont jamais emmêlés ; le peigne devient dès lors presque inutile et l'on évite ainsi la chute d'un grand nombre qui n'auraient pas résisté aux tractions nécessitées par l'entretien d'une longue chevelure souvent embrouillée. D'un autre côté, les topiques qu'on emploie pour tonifier le cuir chevelu ont une action

beaucoup plus efficace ; il suffit de lotions matin et soir avec un peu de rhum de bonne qualité, ou bien encore de l'alcoolat de mélisse,
d'arnica ou de romarin, que tous les pharmaciens et les droguistes délivrent sans difficulté.

Il faudrait un volume pour énumérer les remèdes secrets ou connus qu'on a vantés de tout
temps pour faire repousser les cheveux ou en
arrêter la chute. On a épuisé toutes les res-
sources de l'imagination pour inventer des drogues ou des compositions aussi riches en pro-
messes que dépourvues de résultats ; et de nos
jours ce genre d'inventeurs ne manque pas
encore : il n'y a, pour s'en convaincre, qu'à
lire la quatrième page des journaux. Seulement,
on remarquera que ce ne sont jamais les médecins qui font de telles découvertes : ce sont toujours des gens ignorants, de prétendus chimistes, entièrement étrangers à l'art de guérir.
Cette circonstance donne la mesure de la confiance qu'il faut avoir dans toutes ces drogues.
Cléopâtre conseillait la graisse d'ours pour
faire repousser les cheveux ; mais depuis cette
époque ce genre de thérapeutique a considérablement progressé, à sa façon. On a essayé la
graisse du renard, du lion, du canard, de la
taupe, du serpent et surtout de la vipère ; les

huiles de laurier, de noix, d'acajou, d'aspic, d'aurone et de lézard ; les cendres de sarment, de cuir, de châtaigne, d'aveline, de noyaux de pêche, de guêpe, de grenouille, de cantharide, etc. La science et le sens commun ne discutent pas de tels moyens. Il en est de même de tous les produits que la parfumerie moderne proclame comme infaillibles contre la calvitie. Ce sont toujours des remèdes secrets ; donc, ils ne valent rien : c'est la règle générale.

Est-ce à dire que la science soit réellement impuissante et qu'en présence d'une tête qui commence à se dégarnir avant l'âge le médecin doive rester impassible, les bras croisés, sans pouvoir intervenir d'une manière efficace ? Telle n'est point notre pensée. Si l'art est incapable de faire repousser les cheveux quand le bulbe est entièrement détruit, il lui est possible dans bien des cas d'arrêter le mal, d'en atténuer les ravages et de conserver les cheveux qui restent encore. Pour cela, le médecin doit s'inspirer avant tout de l'état du malade, de sa constitution, de ses antécédents et surtout des différentes causes qui ont pu déterminer la calvitie. Un traitement rationnel établi sur de telles bases ne pourra que donner d'excellents résultats. En aucun cas, on n'aura à craindre d'activer la chute des cheveux et de hâter la calvitie, comme cela arrive presque toujours par l'usage des moyens empiriques prônés par les coiffeurs et les parfumeurs.

Il est difficile, d'après ce que je viens de dire. de donner des formules générales s'appliquant indistinctement à tous les cas. Cependant il en est quelques-unes qu'on pourra utiliser dans certains cas avec des avantages réels; telle est la pommade suivante :

Vaseline...................	60	grammes.
Extrait mou de quinquina....	4	—
Suc de citron...............	4	—
Teinture de cantharides......	1	—
Essence de cédrat............	2	—
— de bergamote.	1	—

On fait des frictions matin et soir sur le cuir chevelu, après l'avoir préalablement nettoyé avec de l'eau de savon ou de l'écorce de panama.

L'usage de cette pommade n'est indiqué que dans les cas où les cheveux sont plus ou moins secs, sans inflammation ni aucune espèce d'ir- ritation du cuir chevelu, en un mot, quand les cheveux tombent par atonie ou par défaut de vitalité. La pommade Dupuytren s'emploie dans

les mêmes conditions et avec le même succès.
En voici la formule :

Axonge ou moelle de bœuf....	300 grammes.
Acétate de plomb cristallisé...	5 —
Baume noir du Pérou........	20 —
Alcool à 21°.............	50 —
Teinture de cantharides.	2 —
Teinture de cannelle........	10 gouttes.
Teinture de girofle..........	10 —

Pour frictions sur le cuir chevelu le soir en se couchant.

Il y a beaucoup de personnes qui, sans cause connue, perdent tous les jours, au moment de leur toilette, une grande quantité de cheveux emportés par le peigne. En pareil cas, il faut abandonner au moins pour quelque temps l'usage du peigne fin, tirailler les cheveux le moins possible, les couper sinon ras, au moins de dix à vingt centimètres à leur extrémité, puis entretenir une grande propreté de la tête soit avec de l'eau de savon, soit avec de l'eau de panama additionnée d'un quart ou d'un cinquième d'alcool. Si les cheveux et le cuir chevelu sont secs, il faut employer l'une des deux pommades ci-dessus ; si, au contraire, les cheveux sont gras et humides, on doit s'abstenir de l'usage des corps gras, les nettoyer plus fré-

quemment et substituer aux pommades les frictions avec la mixture qui suit :

Sulfate de cinchonine.	2 grammes.
Teinture d'arnica.	15 —
Teinture de vanille.	15 —
Eau-de-vie ou rhum.	100 —
Acétate d'ammoniaque.	10 —
Teinture de cantharides.	2 —
Essence de bergamote.	4 —

Sous l'influence de ces frictions excitantes et
toniques, la circulation devient plus active dans
le cuir chevelu, l'action vitale des bulbes pileux
se ranime, les cheveux cessent de tomber, et
ceux qui sont courts, cassés ou naissants, gran-
dissent avec plus de vigueur.

Je ne puis terminer l'histoire de l'alopécie
sans rappeler le fait, tout au moins curieux,
arrivé au docteur Schmidt, oculiste de Boulo-
gne, et raconté par les journaux de médecine
allemands. Ce médecin avait opéré un homme
de soixante ans de deux cataractes. La maladie
avait débuté vingt ans auparavant, et, en même
temps, les cheveux avaient commencé de tomber. Au moment de l'opération, le vertex était
complètement dénudé, et il n'y avait plus que
quelques rares cheveux blancs dans la région
occipitale. L'opération réussit bien, mais il resta

une membrane papillaire consécutive assez épaisse. Pendant quatorze jours, on fit trois fois par jour des injections sous-cutanées de pilocarpine, pour en favoriser la résorption. Du côté des yeux, le résultat fut excellent; de plus, le malade remarqua que les injections de pilocarpine exerçaient une action tout à fait inattendue sur le cuir chevelu. Toute la tête se couvrait de nouveaux cheveux fins, de sorte qu'il ne resta bientôt plus la moindre place chauve. Peu à peu, la force des cheveux augmenta, et au bout de quatre mois le malade avait une abondante chevelure, partie noire, partie grisonnante, partie blanche.

Quatre semaines plus tard, le même auteur eut à traiter un décollement récent de la rétine chez un individu ayant à nu une partie du crâne, grande comme une carte à jouer. Il employa les injections de pilocarpine [1], et les cheveux repoussèrent. Schuller, qui a expérimenté la même substance chez les animaux, a également obtenu le même résultat. Il a vu que les injections sous-cutanées de pilocarpine

---

1. La pilocarpine est l'alcaloïde extrait du jaborandi (en latin *policarpus pinnatus*), plante de la famille des rutacées.

faisaient repousser les poils perdus depuis lontemps.

Ainsi, d'après les docteurs Schmidt et Schuller, voilà le moyen trouvé pour faire repousser les cheveux sur les têtes chauves. Malheureusement les oculistes de Paris, qui font eux aussi, des injections sous-cutanées de pilocarpine, n'ont jamais vu repousser un seul cheveu sur la tête de leurs clients chauves : « Pas même sur la mienne, me répondit l'un d'eux, en me montrant son crâne dénudé. » Ce qui prouve encore une fois que les Allemands n'ont pas le crâne fait comme le nôtre, et que ce qui est bon pour eux n'est pas bon pour nous.

CHAPITRE XVI

CANITIE

Il n'est pas de sujet sur lequel le charlatanisme s'exerce constamment avec plus de succès : je n'en veux pour preuve que cette sempiternelle formule écrite sur tous les coins de rues et dans tous les journaux : *Plus de cheveux blancs*. Il faut être très circonspect dans l'emploi de ces spécifiques ; car, sous cette rubrique, on débite les drogues les plus absurdes et les plus compromettantes pour les cheveux.

La décoloration des cheveux a reçu, en médecine, le nom de *canitie*, qui signifie cheveux blancs.

On distingue deux espèces de canities : 1° celle qui résulte de l'âge et qui est un des attributs de la vieillesse ; 2° celle qui résulte d'une cause accidentelle et qui survient pendant la jeunesse.

Tous les auteurs qui se sont occupés de cette
question, et Cazenave en particulier, admettent
une troisième espèce de canitie, qu'ils appellent
congénitale, mais c'est une erreur : la canitie
congénitale n'est autre que l'albinisme.

1° *Canitie sénile.* — Les cheveux commencent ordinairement à blanchir à l'âge de trente
à quarante ans ; mais, sur ce point, les femmes
jouissent d'un privilège remarquable : la canitie, chez elles, commence toujours plus tard.
On attribue en général cette différence aux
travaux de l'esprit, qui sont toujours plus importants chez l'homme que chez la femme. Pour
moi, je crois que le mode de coiffure exerce
une influence beaucoup plus grande. La femme
soigne mieux sa chevelure, et, grâce aussi à son
système de coiffure, elle a toujours les cheveux
aérés. Les fonctions du cuir chevelu s'exercent
chez elle sans la moindre difficulté, tandis que
pour l'homme il n'en est pas de même. Sa tête,
emprisonnée dans un couvre-chef incommode
et toujours en transpiration, est sans cesse en
contact avec le même air non renouvelé. Cette
circonstance doit nécessairement exercer une
influence fâcheuse sur les bulbes pileux. C'est
aussi pour cette raison que la chute des cheveux

est plus précoce chez l'homme que chez la femme.

Quoi qu'il en soit, la canitie sénile débute ordinairement par les tempes. On aperçoit d'abord dans ces régions quelques fils d'argent dont la blancheur tranche nettement sur la coloration du reste de la chevelure. Bientôt leur nombre augmente, gagne la partie postérieure de la tête, puis le sommet et enfin toute l'étendue du cuir chevelu. Celui-ci se trouve alors semé çà et là de poils décolorés, plus ou moins nombreux, qui donnent un aspect grisonnant de plus en plus accentué, à mesure que la canitie fait des progrès. Enfin, il arrive un moment où la décoloration est générale et complète. C'est alors que la tête, encadrée d'une couronne d'un blanc pur et brillant comme la neige, communique à la physionomie humaine ce caractère de gravité et de respect qui ont donné parfois des inspirations sublimes aux peintres et aux poètes.

Cette canitie, contre laquelle la médecine est impuissante, doit être respectée, parce qu'elle est l'expression de la nature et que, loin de dégrader le visage, elle ne fait que l'ennoblir.

Canitie accidentelle. — La canitie accidentelle est bien moins fréquente que la canitie sénile. Il n'est pas rare de la voir se produire à la suite de violents maux de tête ou bien encore de ces névralgies opiniâtres qui tourmentent si souvent les jeunes femmes. On la voit encore apparaître dans les cas de phtisie, à la suite d'un affaiblissement général de quelque nature qu'il soit. Elle survient encore comme conséquence des veilles, des chagrins, des contentions forcées de l'esprit et des excès de tout genre. Quelquefois ce sont des cicatrices du cuir chevelu qui se couvrent peu à peu de poils blancs. On cite encore l'arrachement répété du cheveu sur une même surface. Parfois, sans cause connue, il arrive que sur un point de la tête il se développe tout à coup une mèche ou une plaque de cheveux blancs, tandis que le reste de la chevelure conserve sa couleur normale. Ce phénomène, qui n'est pas très rare, donne à la tête un aspect des plus singuliers, surtout si les mèches blanches sont multiples. Le cuir chevelu participe généralement à cette décoloration des poils. C'est peut-être le seul cas de canitie qu'on puisse guérir en rasant plusieurs fois les plaques blanches.

J'ai observé plusieurs fois un fait qui m'a toujours frappé et qu'il me semble à propos de consigner ici : j'ai vu un grand nombre de curés de campagne, doués d'ailleurs d'une abondante chevelure, présenter à un âge relativement jeune la tête entièrement blanche, alors que de jeunes hommes du même âge, vivant dans les mêmes localités, n'avaient pour ainsi dire presque pas de cheveux blancs. Ne pouvant attribuer cette canitie précoce à des travaux excessifs de l'intelligence, je crois pouvoir en rapporter la cause à ce que ces messieurs, et surtout ceux qui ont les plus belles chevelures, vont constamment nu-tête, en hiver comme en été, par la pluie, comme par le beau temps. Ce serait, d'après moi, l'influence directe du grand air, du soleil et de la pluie, ou bien encore de l'eau de la cuvette, qui leur sert le plus souvent de pommade, qui provoquerait ces cas de canitie précoce.

Enfin une des causes les plus actives de la canitie accidentelle est un ébranlement subit et profond du système nerveux, comme la terreur, le désespoir.

Ici les exemples abondent : tout le monde sait que Marie-Antoinette, prisonnière au Temple, vit ses cheveux blanchir en une seule nuit. Thomas Morus, archevêque de Cantorbéry et chancelier d'Angleterre, avait ses cheveux parfaitement noirs à minuit quand on vint lui apprendre sa condamnation à mort : à six heures du matin, au moment de l'exécution, sa chevelure était devenue entièrement blanche. Un jeune seigneur espagnol surpris dans les jardins de la maison royale fut condamné à mort comme coupable de lèse-majesté. La nouvelle de ce jugement lui fit une si profonde impression qu'on le trouva, le lendemain, les cheveux tout blancs et la figure ridée. Le roi, instruit de ce fait, accorda la grâce au coupable, le regardant comme assez puni de sa faute. Un noble, de Montpellier, ayant été emprisonné à Paris, pendant la Révolution, eut une telle frayeur de la mort à laquelle il croyait qu'on le condamnerait, qu'il devint totalement blanc dans l'espace d'une seule nuit ; mais le lendemain, lorsqu'il fut reconnu innocent et rendu à la liberté, ses cheveux et sa barbe reprirent leur couleur naturelle. Je me rappelle avoir donné des soins à une dame âgée de quarante ans, sujette aux névralgies et ayant les cheveux entièrement blancs. Elle me raconta qu'à dix-huit ans, en une seule nuit, elle avait tellement souffert de douleurs de tête, que le lendemain, à son grand étonnement et à celui de sa mère, elle avait eu les cheveux blancs : elle les a ainsi gardés depuis.

Si maintenant je voulais passer en revue toutes les recettes qui ont été préconisées pour guérir la canitie, il me faudrait plusieurs volumes. Je me bornerai à en citer quelques-unes des plus célèbres. Ainsi, les médecins arabes faisaient prendre du vitriol à l'intérieur, moyen infaillible de s'empoisonner sans rappeler la couleur des cheveux. Les sels de fer ont été administrés sans un meilleur résultat. D'autres ont conseillé une espèce d'opiat composé de mirobolans noirs, de beurre et de gingembre. La chair des vipères a joui pendant longtemps d'une réputation infaillible; plus tard, on a vanté les ablutions fréquentes avec le lait de chienne, avec de l'eau dans laquelle on faisait bouillir une tête d'agneau très blanche, sans compter le fiel de taureau, etc, etc., toutes substances aussi inertes que dégoûtantes.

Aujourd'hui, le charlatanisme décore ses produits de noms beaucoup plus pompeux, mais qui n'en valent guère plus. Je dirai même qu'ils ont sur les anciens procédés le désavantage d'être souvent fort dangereux, parce qu'ils attaquent presque toujours la substance même du cheveu, irritent le cuir chevelu et préparent une calvitie précoce quand ils ne déterminent pas un empoisonnement général.

Le moyen le plus rationnel de combattre la canitie accidentelle ou prématurée, c'est d'attaquer directement la cause sous l'influence de laquelle elle se produit. C'est ainsi qu'on s'applique à guérir les névralgies de la tête, à dissiper les chagrins, à modérer les travaux de l'esprit, à combattre les excès de tout genre, chaque fois qu'on peut présumer que ce sont là les causes de la canitie. Il faut éviter de bonne heure de mouiller les cheveux, de les nettoyer avec l'eau de soude ou de potasse, ou bien avec l'ammoniaque. Tous ces liquides décolorent les cheveux et préparent la canitie.

En dehors de ces moyens dictés par une sai..e pratique, il ne reste plus pour rétablir la coloration des cheveux, que l'usage des teintures dont nous allons bientôt nous occuper.

VITILIGO

On désigne sous le nom de *vitiligo* une décoloration partielle de la peau et des poils, quand elle en est couverte. Lorsque la décoloration est générale, on l'appelle *albinisme.*

Le vitiligo se présente sous forme de plaques plus ou moins étendues, assez régulières et généralement arrondies. Au cuir chevelu, les cheveux qui recouvrent ces plaques sont blancs. C'est à cette affection que sont dues ces houppes de cheveux blancs qu'on voit assez souvent au milieu d'une chevelure de coloration foncée. Lorsque la même disposition se présente chez les nègres, ce qui n'est pas rare, et que les plaques de vitiligo sont nombreuses, on les appelle *nègres-pies*. Cette difformité est due à l'absence de matière pigmentaire. Elle est habituellement congénitale; cependant elle survient quelquefois pendant l'enfance et même dans l'âge adulte. La santé générale n'en est nullement troublée; les moyens de traitement font complètement défaut. On ne peut que masquer la décoloration des cheveux en les teignant.

CHAPITRE XVII

TEINTURES POUR LES CHEVEUX. — EAU OXYGÉNÉE

L'art de teindre les cheveux a certainement fait des progrès, et personne aujourd'hui ne songe à faire revivre ces vieilles recettes qu'on ne rencontre plus que dans les anciens manuels de parfumerie ou dans des ouvrages spéciaux, servilement reproduites par des auteurs entièment étrangers à la question. On ne croit plus à l'efficacité de l'huile de lézard et aux cendres de limaçon; mais on fabrique des eaux et des pommades qui, pour être plus efficaces, n'en sont pas moins dangereuses. Elles ont toutes pour base des sels métalliques dont les effets nuisibles se manifestent d'abord sur le cuir chevelu et souvent aussi sur la santé générale. Les fabricants de tous ces produits s'efforcent

16.

d'en déguiser la composition sous des noms divers (celui de Régénérateur est aujourd'hui en vogue) plus ou moins attrayants ; quelquefois on leur donne le nom d'une ville étrangère, d'une province ou d'une plante, afin de laisser croire qu'ils sont composés de substances végétales. Mais, quelle que soit leur dénomination, ce sont de véritables teintures et l'on y découvre toujours la présence de quelque sel métallique. C'est le cas de dire, comme le rat de la fable : « Ce bloc enfariné ne me dit rien qui vaille . »

Il faut donc se résigner, lorsqu'on veut teindre sa barbe ou ses cheveux, à faire usage d'une teinture ; et il ne faut pas croire, comme l'indiquent beaucoup de prospectus, que c'est la coloration naturelle des cheveux ou des poils qui renaîtra, ce sera une couleur fauve, rousse, jaune foncé, rouge, violette, châtain ou châtain foncé, selon la composition de la teinture et la nature des cheveux : car tous les cheveux ne sont pas également susceptibles de retenir la couleur qu'on veut leur faire prendre, et une même teinture qui s'applique à tout le monde ne peut reproduire la nuance primitive de chacun ; c'est une illusion, c'est un rêve. Le mieux serait de ne jamais se servir de teinture et de savoir supporter bravement l'apparition des cheveux blancs. Mais donner un tel conseil à la coquetterie féminine, c'est prêcher absolument dans le désert. Du temps de Jérémie. les femmes se teignaient les cheveux, elles se les teignent encore aujourd'hui et se les teindront toujours. Il faut donc leur laisser les teintures et nous contenter de leur indiquer les moins dangereuses.

Les substances les plus inoffensives employées pour colorer les cheveux seraient les substances végétales, mais elles sont inefficaces. Le noir de fumée seul, incorporé à l'axonge ou à la cire, peut teindre les cheveux en noir ; mais la couleur est rapidement enlevée par la transpiration et par le frottement de la coiffure ou du linge.

Il faut nécessairement avoir recours aux teintures minérales. Les sels métalliques le plus employés sont ceux de plomb, de cuivre, d'argent, de mercure et de bismuth.

1° *Sels de plomb*. — Les sels de plomb les plus généralement employés sont le carbonate de plomb ou *céruse*, l'acétate de plomb ou *sucre de Saturne*, et la litharge. Les propriétés toxiques des sels de plomb sont connues de tout le monde ; j'en ai déjà parlé au chapitre des fards (voyez l'*Hygiène du teint*). Elles se traduisent par deux sortes d'actions, une locale et l'autre générale : localement ils dessèchent, rident, flétrissent la peau et y déterminent des éruptions de diverse nature ; les effets généraux sont ceux que présentent les différents degrés d'intoxication saturnine, les coliques de plomb, les paralysies, etc. Nous empruntons le fait suivant à la *Gazette médicale de Paris :* Un homme de quarante-sept ans, d'une constitution robuste et d'une santé parfaite, vit tout à coup ses forces décliner et son intelligence s'éteindre, sans qu'on pût aucunement en soupçonner la cause. Son médecin, le docteur Schotten, se perdait en conjectures lorsqu'enfin il apprit que, depuis quelque temps, cet homme se servait, plusieurs fois par jour, d'un peigne de plomb pour empêcher qu'on ne vît que ses cheveux blanchissaient. Le traitement fut aussitôt dirigé en conséquence, mais déjà il était trop tard et le malade succomba avec tous les signes d'un empoisonnement par le plomb. A l'autopsie, dit le docteur Schotten, je trouvai une stase sanguine considérable dans le cerveau et un abcès volumineux occupant la base du crâne.

Il y a quelques années, un coiffeur de Paris avait inventé une teinture merveilleuse, et, pour

en démontrer les effets, il en usait largement
sur sa tête. Un jour il fut pris subitement d'un
accès de folie furieuse et enfermé à l'hospice de
Bicêtre. Le médecin chargé de lui donner des
soins constata une intoxication saturnine
accompagnée de symptômes de paralysie. Le
traitement dura deux mois, après lesquels le coiffeur quitta Bicêtre entièrement guéri, jurant,
mais un peu tard, qu'il n'userait plus de sa
teinture : elle était à base de plomb.

Il est bien évident que toutes les personnes
qui se servent de teintures plombiques n'éprouvent pas des accidents aussi graves que ceux
que nous venons de rapporter; il y en a même
qui n'en éprouvent pas du tout; mais est-ce
une raison suffisante pour s'exposer à un réel
danger? Pour mon compte, j'ai vu plusieurs
fois des eczémas, des plaques de rougeur, des
pustules, du pityriasis, la chute des cheveux,
et des névralgies très intenses, déterminés par
l'emploi de teintures plombiques : tous ces
accidents ont disparu après que j'ai eu décon-
seillé l'usage de ces teintures. Chez les femmes,
l'intoxication est encore plus facile que chez
l'homme, parce qu'en faisant leur toilette elles
laissent tomber leur chevelure sur le devant
du visage, et qu'en ce moment le plomb, réduit

à l'état de poussière fine, peut s'introduire par la respiration jusque dans les poumons.

Les sels de plomb s'emploient dans les teintures, de deux façons : en poudre et en dissolution dans l'eau.

En poudre, ils sont incorporés à de la chaux vive ou éteinte pulvérisée ; on pétrit ce mélange avec de l'eau, de manière à former une pâte claire dont on recouvre la chevelure le soir en se couchant, en ayant soin de recouvrir le tout d'un bonnet de taffetas. Le lendemain, on lessive les cheveux qui sont devenus d'un brun grisâtre. Pour peu que cette opération soit répétée de temps en temps, il ne reste bientôt plus de cheveux à teindre, car la chaux est un véritable dépilatoire. Heureusement que ce moyen, indiqué même dans les formulaires médicaux, est aujourd'hui à peu près abandonné. Mais il n'en est pas de même de la composition suivante, qui est très répandue :

On fait dissoudre dans un flacon d'eau distillée dix, quinze ou vingt grammes (selon la capacité du flacon) d'acétate de plomb, et l'on ajoute à peu près la même quantité de soufre sublimé. Comme celui-ci n'est pas soluble dans l'eau, il se précipite au fond du flacon sous forme d'un dépôt blanc jaunâtre, mais qui noircit avec le temps. Il faut agiter le mélange avant de s'en servir et en imprégner les cheveux tous les jours à l'aide d'une éponge, d'un pinceau ou d'une petite brosse. Au bout de quelques jours les cheveux brunissent, mais ne dépassent jamais la teinte châtain clair. Ce genre de teintures comprend d'abord l'*Eau de la Floride*, dont voici la formule d'après l'analyse de Réveil :

        Acétate neutre de plomb.........   2 gr. 786
        Soufre.........................   2 » 652
        Eau de rose....................   94 » 562

Quelques échantillons donnent une formule un peu différente. C'est ainsi qu'on trouve :
        Acétate de plomb..............   50 grammes.
        Soufre lavé...................   20   —
        Eau distillée.................   1   litre
Ces deux formules sont également toxiques par la présence du sel de plomb; mais la seconde l'est plus que la première, parce qu'elle en renferme une plus grande quantité.

Aujourd'hui, la teinture la plus répandue, la plus annoncée, la plus affichée, et qui a l'air, je ne sais pourquoi, de venir d'Angleterre sous le nom de *Régénérateur*, n'est qu'une imitation de l'ancienne Eau de la Floride à laquelle on a ajouté cinquante pour cent de glycérine. Voici ce que nous a donné l'analyse chimique sur un échantillon de cent grammes pris dans un flacon après l'avoir fortement agité :

Eau distillée...................	48 grammes.
Glycérine......................	48 —
Soufre lavé...................	2 —
Sous-acétate de plomb........	2 —
Essences diverses.............	quelques gouttes.

L'addition de la glycérine à l'ancienne formule a pour but de maintenir le soufre sur les cheveux et de favoriser ainsi, au contact de l'air, la formation du sulfure de plomb destiné à les noircir. Elle a aussi pour résultat de les faire paraître plus noirs, parce que tous les corps gras appliqués sur les cheveux, quelle qu'en soit la couleur, ont la propriété de les rendre un peu plus foncés. Or, je ne crains pas de dire que cette Eau ou Régénérateur, comme on l'appelle, offre de plus grands dangers que l'Eau de la Floride, en raison même de la présence de la glycérine. Celle-ci, absolument inoffensive par elle-même, devient une cause rapide de calvitie lorsqu'on l'emploie à haute dose sur les cheveux. Elle les rend d'abord roides et rudes au toucher; elle les poisse, les colle et les agglutine les uns aux autres de manière à former une espèce de casque ou de calotte qui empêche l'air de les pénétrer et d'arriver jusqu'au cuir chevelu. Celui-ci est le siège d'une sécrétion constante de matière grasse, en même temps que d'une transpiration permanente, plus ou moins abondante. Ces produits de sécrétion locale ne pouvant s'éliminer par manque d'aération, s'accumulent sur la peau, y retiennent les poussières, s'unissent à la glycérine, au soufre, et forment une espèce de crasse toujours humide qui pourrit complètement la racine des cheveux. Si l'on songe qu'on a affaire à des chevelures déjà peu solides, parce qu'elles ne sont pas de la première jeunesse, on comprendra facilement qu'après quelque temps d'usage d'une telle teinture la tête commence à se dépouiller. A ce désagrément se joint celui des névralgies pour un grand nombre de personnes, et enfin celui aussi d'avoir la tête constamment sale, parce que, si l'on veut la nettoyer par des lavages, la couleur des cheveux disparaît en même temps que la crasse, et c'est toujours à recommencer.

Le succès apparent de cette teinture a tenté la concurrence, et comme la fabrication n'en est point difficile, on trouve aujourd'hui dans le commerce une infinité de teintures ayant

toutes des noms différents, mais ayant toutes
aussi la même composition. On les reconnaît
facilement au simple coup d'œil par le dépôt
jaunâtre de soufre au fond des flacons. Si l'on
veut pousser plus loin l'investigation, voici
comment on procède :

On prend un flacon de teinture, on le
débouche, et après l'avoir fortement agité on
en verse une partie sur un papier filtre, dans
un entonnoir préalablement disposé au-
dessus d'un flacon vide. Le liquide tombe peu
à peu dans le flacon et la poussière jaune est
retenue sur le filtre. L'opération terminée, on
détache avec un couteau la poussière jaune
déposée sur le papier filtre, on la fait sécher
et on y met le feu : aussitôt la couleur et l'odeur
de la flamme font reconnaître le soufre.

Pour découvrir le plomb, on prend le liquide
filtré et on y ajoute quelques gouttes d'eau dans
laquelle on a fait dissoudre deux ou trois
grammes d'iodure de potassium. Immédiatement
le mélange devient tout jaune, on le laisse
reposer jusqu'à ce que toute la substance jaune
se soit déposée au fond du flacon. On décante la
partie claire du liquide et on la fait évaporer lentement dans une tasse ou dans une soucoupe
en porcelaine, au-dessus d'une lampe à alcool

ou d'un petit fourneau. L'eau s'évapore peu à peu et il ne reste plus que la glycérine dans le vase.

Ainsi toutes les teintures, quels qu'en soient le nom et l'étiquette, qui laissent déposer une poudre jaune au fond des flacons, sont à base de plomb et de soufre, avec ou sans glycérine.

Il existe une autre catégorie de teintures à base de plomb et de soufre; mais celui-ci se trouve à l'état de dissolution dans l'eau, comme le sel plombique. Telle est l'*Eau de renaissance*, dont voici la formule :

```
Acétate de plomb pur.........    25 grammes.
Hyposulfite de soude..........   100      —
Glycérine....................      5      —
Eau de roses.................   1000
```

On fait dissoudre séparément l'acétate de plomb et l'hyposulfite de soude : on mélange les deux solutions en y ajoutant la glycérine. Telle est la composition d'une foule d'autres dont je ne désigne pas les noms. Ces teintures ne se comportent pas comme les précédentes : quand les flacons sont récemment préparés, on n'observe aucun dépôt ; mais au bout de quelques jours le plomb se combine avec le soufre et se précipite à l'état de sulfure de plomb, sous forme de poussière noire. On observe donc presque toujours au fond des flacons un dépôt de poussière noire, au lieu de la poudre blanche qu'on trouve dans les flacons où l'on met le soufre en nature. Ces teintures s'emploient de la même manière que les précédentes et produisent leur effet dans huit à dix jours. Cependant, lorsqu'elles sont préparées depuis longtemps, la combinaison du soufre avec le plomb s'étant opérée entièrement dans les flacons, il ne reste plus que de l'eau claire absolument incapable de colorer les cheveux.

Quelquefois on prépare les deux substances, plomb et soufre, séparément, et l'on se sert alternativement des deux solutions ; telle est l'*Eau juvénile* :

> Acétate de plomb............. 25 grammes
> Eau distillée................. 1000   —

On étiquette ce flacon n° 1.

> Sulfure de sodium.......... 30 grammes.
> Eau...................... 1000   —

On étiquette ce flacon n° 2.

A l'aide d'une éponge ou d'une brosse, on

mouille les cheveux le matin avec le premier flacon et le soir avec le second.

Ces dernières teintures à base de plomb et d'hyposulfite de soude sont moins dangereuses que les premières et encrassent moins la tête ; mais elles teignent moins bien et le plus souvent pas du tout.

2° *Sels de cuivre*. — Le sulfate de cuivre (vitriol bleu) dont on se sert pour teindre les tissus est celui qu'on emploie également pour teindre les cheveux. C'est un agent toxique et fort irritant pour le cuir chevelu. On le fait dissoudre dans l'eau, à laquelle il communique une couleur bleu semblable à celle qu'on observe assez souvent dans de grands bocaux apposés à la devanture des pharmacies. Mais cette solution ne suffit pas pour teindre les cheveux : il faut qu'elle soit combinée avec une seconde solution de tanin ou de sulfydrate de soude, qui est livrée dans un deuxième flacon. La combinaison des deux solutions, dont on imprègne alternativement les cheveux, produit la teinture. Celle-ci n'est qu'une espèce d'encre noire. Pour s'en convaincre, il n'y a qu'à mélanger ensemble le contenu des deux flacons et l'on obtient de l'encre. Si l'on veut s'assurer de la présence du sulfate de cuivre dans la liqueur bleue, on y plonge quelques clous neufs, de ceux qu'on appelle pointes de Paris. Au bout d'un quart d'heure, on les retire littéralement couverts de petites particules de cuivre métalliques.

Les teintures à base de sel de cuivre sont très peu répandues ; à peine en ai-je rencontré une ou deux dans mes nombreuses analyses. Cela tient à ce qu'elles produisent une teinte très noire et qui se fixe plus solidement sur la peau que sur les cheveux. Pour fixer la matière colorante, il faudrait soumettre les cheveux à l'ébullition dans l'eau, comme on fait pour les étoffes, et ce procédé est peu pratique.

3° *Sels d'argent*. — Le nitrate d'argent est le sel à peu près exclusivement employé dans la confection des teintures. On l'incorpore quelquefois à une pommade ; mais le plus souvent il est en solution dans l'eau distillée, vendue dans des flacons en verre noir ou bleu. On maintient la solution par l'addition d'une forte dose d'ammoniaque ; si bien que ces teintures, au moment de leur emploi, dégagent une telle quantité d'alcali que les pauvres malheureux qui s'en servent et qui l'absorbent par le nez, par la bouche et par les yeux, en demeurent littéralement étourdis pendant quelques instants.

Le nitrate d'argent est inoffensif au point de vue de la santé générale, et sous ce rapport il doit être préféré aux sels de plomb; mais il a une action plus dangereuse sur les cheveux qu'il dessèche et raccornit; il détermine en même temps une forte irritation du cuir chevelu et forme des taches sur la peau partout où il touche. Pour enlever ces taches, quelques industriels vendent, en même temps que la teinture, un liquide qui n'est autre qu'une solution saturée de *cyanure de potassium*, un des poisons les plus terribles que l'on connaisse.

Voici les formules les plus fréquemment employées :

Pommade au nitrate d'argent.

Axonge......................	30	grammes
Nitrate d'argent..............	15	—
Crème de tartre....	15	—
Ammoniaque faible...........	30	—

On introduit cette pommade dans les cheveux à l'aide du peigne ou de la brosse.

Les teintures en pommade ne valent pas les liquides.

Teinture progressive.

Nitrate d'argent cristallisé ou
fondu...................... 28 grammes
Eau de roses ou eau distillée
simple..................... 550   —
Ammoniaque............... quantité suffisante.

Avant de se servir de cette eau, il faut nettoyer la tête avec une solution de potasse ou de soude, afin de débarrasser les cheveux de toute espèce de corps gras. Les cheveux doivent être entièrement secs avant l'application de la teinture qui se fait à l'aide d'une brosse à dents. Cette teinture ne prend que lentement. Si l'on veut la rendre ce qu'on appelle *instantanée*, il faut se servir de deux flacons, dont l'un sert de réactif de la manière suivante :

Teinture instantanée.

Flacon n° 1.

Nitrate d'argent............. 28 grammes
Eau distillée............... 170   —
Ammoniaque............... quantité suffisante.
(bouteille bleue)

Flacon n° 2.

Sulfure de potassium......... 28 grammes
Eau........................ 170   —
(bouteille blanche).

On étend d'abord la deuxième solution sur les cheveux ou sur la barbe ; on laisse sécher et on applique la solution d'argent. La teinte noire se produit immédiatement. Il faut avoir soin que le sulfure soit nouvellement préparé ; sans cela, au lieu de noircir les cheveux, il leur donne une teinte jaune.

Teinture inodore.

Comme le sulfure de potassium répand une odeur d'œuf pourri fort désagréable, on a cherché à le remplacer par une solution de tanin, de la façon suivante :

Flacon n° 1.

Eau distillée.................. 170 grammes
Nitrate d'argent.............. 28   —
Ammoniaque................ quantité suffisante.

Faites dissoudre le nitrate d'argent dans l'eau ; ajoutez l'ammoniaque liquide jusqu'à ce que la liqueur se trouble : continuez d'ajouter de l'ammoniaque jusqu'à ce que la limpidité reparaisse.

Flacon n° 2.

Eau distillée de roses........ 250 grammes.
Tanin...................... 10   —

17.

J'ai reçu tout récemment un échantillon de teinture de ce genre dont le flacon n° 2 contenait une solution alcoolique d'acide pyrogallique. Cette substitution me paraît bonne. Mais la solution d'acide pyrogallique était tellement concentrée que la personne qui faisait usage de cette teinture avait les .cheveux constamment couverts d'une espèce de boue jauneâtre, dont elle ne pouvait se débarrasser qu'après plusieurs lavages.

En résumé, les teintures à base de nitrate d'argent sont moins dangereuses que celles à base de plomb, et par cela même elles leur sont préférables. Si elles portent une atteinte plus ou moins directe à l'existence des cheveux, au moins elles n'exercent aucune influence nuisible sur la santé générale. Et on peut même atténuer considérablement leur action corrosive sur les cheveux en diminuant les doses de nitrate d'argent. Pour moi, je suis convaincu qu'on pourrait facilement réduire de moitié et plus la quantité de nitrate indiqué dans les formules précédentes : on diminuerait d'autant leur action caustique sur les cheveux. Enfin, une fois les cheveux teints, il faut s'empresser de les oindre avec de l'huile ou de la pommade pour leur rendre leur souplesse et leur brillant.

Maintenant est-il absolument indispensable d'employer le nitrate d'argent? N'y aurait-il pas d'autres sels d'argent moins caustiques et capables de noircir à la lumière?

La réponse n'est pas douteuse : il y en a, et entre autres l'hyposulfite d'argent et de soude. Les dissolutions de ce sel sont infiniment moins caustiques que celles du nitrate d'argent. Seulement ce sel est extrêmement stable ; il se décompose très difficilement au contact de l'air, et les personnes à qui j'en ai conseillé l'usage se sont parfois découragées avant d'avoir vu leurs cheveux noircir.

Enfin, le Dr Mahous semble avoir tourné la difficulté dans la composition d'une teinture dite *scientifique*. Il n'entre dans cette préparation que de l'oxyde d'argent pur à très petite dose, de telle sorte qu'on n'a pas à redouter les effets caustiques de l'acide azotique comme pour le nitrate d'argent. L'oxyde d'argent est aussi inoffensif qu'une pièce de monnaie qu'on appliquerait sur la peau. Il jouit en outre de la propriété de noircir très rapidement au contact de la lumière ; mais il a l'inconvénient d'être insoluble, et c'est ce qui constitue la difficulté de la préparation. Cette teinture donne aux cheveux blancs et à la barbe une couleur brune ou brun foncé, selon le nombre de fois qu'on en fait l'application.

Teinture brune de manganèse

Certains auteurs déclarent cette teinture excellente, parce que, je suppose, ils ne l'ont jamais expérimentée. C'est une solution saturée de permanganate de potasse. Pour la préparer, on jette cinquante à soixante grammes de ce sel dans un flacon contenant deux cents grammes d'eau. On laisse reposer pendant quelques heures en agitant de temps en temps. Puis, comme il y a un excès de matière colorante afin de saturer l'eau à son maximum, on filtre la liqueur dans un deuxième flacon et l'on obtient ainsi un liquide d'une teinte violet foncé qui, appliqué sur les cheveux, leur donne d'abord les sept couleurs de l'arc-en-ciel. Si l'expérimentateur a le courage de continuer, il arrive après plusieurs applications sucessives, à produire une teinte châtain clair, à peu près uniforme; mais la tête est extrêmement sale, et si l'on veut la laver et la nettoyer, aux premiers coups de brosse la couleur est enlevée. Ce moyen ne m'a pas paru pratique; mais on peut néammoins l'essayer, parce qu'il est en tous points inoffensif.

Eau oxygénée.

La couleur blonde, rousse ou fauve des cheveux étant toujours en vogue, beaucoup de femmes qui ne l'ont pas naturellement cherchent à se la procurer en modifiant la couleur de leur propre chevelure. Cette transformation n'est possible que dans les cas où la couleur naturelle des cheveux qu'on possède est plus foncée que la teinte que l'on veut obtenir. Ainsi le blond foncé, le châtain clair, châtain foncé, brun, brun foncé et jusqu'au noir, peuvent donner le blond fauve. Pour cela, il n'y a qu'un seul moyen : c'est l'usage de l'eau oxygénée, qui possède la propriété de détruire la matière colorante des cheveux. Il ne faut donc pas l'employer, comme je l'ai vu quelquefois, sur des cheveux blancs dans l'espoir de les blondir.

L'eau oxygénée est tout simplement de l'eau ordinaire contenant une plus ou moins grande quantité de gaz oxygène. C'est une eau gazeuse, obtenue par la réaction de l'acide fluorhydrique sur le bioxyde de baryum.

L'eau oxygénée se décompose rapidement par la chaleur qui en dégage l'oxygène ; mais ce dégagement s'opère aussi à la température ordinaire, quoique d'une façon plus lente. Le

gaz s'accumule peu à peu à la surface de l'eau
et sa force d'expansion est telle qu'il fait sauter
les bouchons ou éclater les verres à la façon du
vin de champagne. Il faut, pour cette raison,
conserver les flacons dans un lieu frais, à la
cave par exemple. Lorsqu'on prend un flacon
dans la main et qu'on l'agite même légèrement,
on voit aussitôt se former, sous l'aspect d'une
poussière blanche, une multitude de petites vésicules gazeuses qui viennent éclater à la surface du liquide. Si ce phénomène n'a pas lieu,
c'est que l'eau ne renferme plus de gaz et
qu'elle a perdu ses propriétés décolorantes.

Les fabricants de produits chimiques préparent différentes qualités d'eau oxygénée, selon
la quantité d'oxygène qui entre dans la combinaison. L'échelle de proportion est établie
sur la comparaison entre le volume d'eau et le
volume de gaz oxygène. Ainsi, en prenant par
exemple le litre pour unité, on dirait : de l'eau
oxygénée à 1 volume, à 2 volumes pour signi-
fier qu'un litre de cette eau renferme 1 litre,
2 litres de gaz oxygène. On peut, en augmentant ainsi les proportions d'oxygène, faire entrer jusqu'à 400 litres de ce gaz dans 1 litre
d'eau, et on obtient alors de l'eau oxygénée à
400 volumes.

Les préparations le plus ordinairement employées dans l'industrie et en médecine sont les suivantes :

    1° L'eau oxygénée à ....   8 volumes.
    2°   -   —   »   10
    3°   »   12
    4°   —   —   »   15
    5°   —   —   »   20   —

L'eau oxygénée à 8 et 10 volumes ne s'emploie que pour la décoloration des plumes. Celle à 15 et à 20 volumes sert en médecine et en chirurgie. Et enfin, l'eau oxygénée à 12 volumes est celle qu'on emploie ou qu'on devrait employer pour la décoloration des cheveux. Le moyen de s'en servir est des plus simples : on dégraisse d'abord la chevelure avec du savon noir, de l'écorce de panama ou de la saponaire : on la laisse parfaitement sécher, puis on applique l'eau oxygénée avec une petite éponge, en ayant soin de l'étendre d'une façon uniforme à l'aide du peigne et d'une brosse. Il faut surtout bien brosser les cheveux, parce que les frictions avec la brosse entraînent plus facilement la matière colorante.

Lorsqu'on opère sur une chevelure un peu foncée, il n'est pas toujours facile d'obtenir du premier coup la couleur blonde. On est obligé de renouveler l'opération et quelquefois de la répéter plusieurs jours de suite. On ne peut pas donner de règle à cet égard pour plusieurs raisons : d'abord la nuance des cheveux à décolorer qui n'est pas toujours la même; en second lieu, la qualité de l'eau oxygénée qui, au moment où l'on s'en sert, peut avoir déjà laissé dégager une certaine quantité de gaz, et enfin l'habileté plus ou moins grande de la main qui opère. Il peut arriver aussi, lorsque la couleur des cheveux à décolorer est d'un blond légèrement foncé, qu'on dépasse du premier coup la nuance désirée, et alors ce sont des regrets, des ennuis, des chagrins, qui vont quelquefois jusqu'aux larmes.

Le meilleur moyen d'éviter les ennuis et les désillusions lorsqu'on veut décolorer ses cheveux, c'est d'en couper une mèche, de la lier fortement avec un fil et de pratiquer sur cette mèche une première expérience. Selon le résultat obtenu, on opère ensuite sur la masse de la chevelure.

La décoloration des cheveux par l'eau oxygénée n'entraîne aucun danger au point de vue de leur conservation ni pour la santé générale. Malheureusement il arrive fréquemment que des industriels peu scrupuleux vendent, au lieu de l'eau oxygénée, de l'eau ordinaire fortement additionnée d'acide chlorhydrique ou d'acide azotique. Ces liquides abîment les cheveux et les détruisent sans les décolorer : ils les brûlent et leur donnent une couleur rouge roussi. Le danger est d'autant plus grand que, dans le commerce de la parfumerie, on ne trouve jamais l'eau oxygénée sous son véritable nom. En passant du laboratoire de chimie dans la boutique des coiffeurs, des parfumeurs ou des maisons de nouveauté, elle prend toute espèce de noms plus ou moins bizarres et sous lesquels il est impossible de la reconnaître. Cependant, il y a toujours quelque chose, sur les étiquettes ou les prospectus qui indique que c'est un cosmétique destiné à blondir les cheveux. Alors, si l'on veut ne pas se laisser tromper, on prend le flacon dans la main, on l'agite un peu fortement et on le présente aussitôt à la lumière. Si l'on voit se former une multitude de vésicules gazeuses montant et disparaissant à la surface du liquide, le flacon est bon à prendre ; si ce dégagement de gaz n'a pas lieu, c'est qu'on est en présence d'une mauvaise drogue ou de l'eau oxygénée ayant perdu toutes ses propriétés.

TABLE DES MATIÈRES

CHAPITRE VII

CHAPITRE VIII

CHAPITRE IX

CHAPITRE X

CHAPITRE XI

CHAPITRE XII

CHAPITRE XIII

CHAPITRE XIV

CHAPITRE XV

CHAPITRE XVI

CHAPITRE XVII

PARIS — IMP. DE LA SOC. ANON. DE PUBL. PÉRIOD. — P. MOUILLOT.